Thyroid and Parathyroid Disorders in Children
A Practical Handbook

儿童甲状腺与甲状旁腺疾病
实用诊疗手册

主　编　[美] Pallavi Iyer

　　　　[美] Herbert Chen

主　译　樊　菁　王　廷

副主译　刘清泉

译　者　（按姓氏笔画排序）

　　　　丁嘉珺　于耀程　王邑迪

　　　　孔　静　李松朋　李孟轩

　　　　孟慧敏　徐　斐　尉志伟

世界图书出版公司

西安　北京　上海　广州

图书在版编目（CIP）数据

儿童甲状腺与甲状旁腺疾病：实用诊疗手册／（美）帕拉维·艾耶（Pallavi Iyer），（美）赫尔伯特·陈（Herbert Chen）主编；樊菁，王廷主译. — 西安：世界图书出版西安有限公司，2022.11

书名原文：Thyroid and Parathyroid Disorders in Children：A Practical Handbook

ISBN 978 - 7 - 5192 - 9762 - 6

Ⅰ.①儿… Ⅱ.①帕… ②赫… ③樊… ④王 Ⅲ.①小儿疾病—甲状腺疾病—外科学 Ⅳ.①R725.8

中国版本图书馆 CIP 数据核字（2022）第 204719 号

书　　名	**儿童甲状腺与甲状旁腺疾病** 实用诊疗手册	
	ERTONG JIAZHUANGXIAN YU JIAZHUANGPANGXIAN JIBING SHIYONG ZHENLIAO SHOUCE	
主　　编	［美］Pallavi Iyer　Herbert Chen	
主　　译	樊　菁　王　廷	
责任编辑	杨　莉	
出版发行	**世界图书出版西安有限公司**	
地　　址	西安市锦业路 1 号都市之门 C 座	
邮　　编	710065	
电　　话	029 - 87214941　029 - 87233647（市场营销部）	
	029 - 87234767（总编室）	
网　　址	http：//www.wpcxa.com	
邮　　箱	xast@ wpcxa.com	
经　　销	新华书店	
印　　刷	西安雁展印务有限公司	
开　　本	787mm×1092mm　1/16	
印　　张	9.75　彩插：12 页	
字　　数	150 千字	
版次印次	2022 年 11 月第 1 版　2022 年 11 月第 1 次印刷	
版权登记	25 - 2022 - 145	
国际书号	ISBN 978 - 7 - 5192 - 9762 - 6	
定　　价	108.00 元	

医学投稿　xastyx@ 163.com ‖ 029 - 87279745 029 - 87284035

（如有印装错误，请寄回本公司更换）

谨将此书献给

那些可爱的，

一直激励我们

在专业领域

不断探索的患者和其家属。

致　谢
Acknowledgements

感谢 Elizabeth Chen 为本书设计封面。

主编简介
Editors

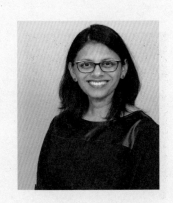

Pallavi Iyer

Pallavi Iyer 博士，2001 年毕业于美国俄亥俄州立大学医学院和公共卫生学院，并在美国南佛罗里达大学完成了儿科住院医师、住院总医师和儿科内分泌专业高年资医师培训，之后成为美国佛罗里达州圣彼得堡约翰·霍普金斯儿童医院儿童内分泌科的首位医学主任。她非常关注那些罹患内分泌肿瘤的患儿和长期需要内分泌随访的癌症儿童的医疗护理方面的需求。目前任职亚拉巴马大学伯明翰校区的儿科副教授和小儿甲状腺结节门诊主任。她建立了一个跨学科的项目，该项目致力于为亚拉巴马州的儿童甲状腺结节 / 甲状腺癌患者提供医疗护理。

主编简介
Editors

Herbert Chen 博士，1988 年获得斯坦福大学学士学位，1992 年获得杜克大学阿尔法欧米茄阿尔法医学院医学学位，在约翰·霍普金斯医院接受了肿瘤外科和内分泌科高年资医师培训。目前任亚拉巴马大学伯明翰校区外科教研室主任及大外科和卫生系统主任，为外科学和生物医学工程系教授，并且担任 Fay Fletcher Kerner 基金会主席。任《美国外科学杂志》（*American Journal of Surgery*)主编。其专业方向为内分泌外科，并最先开展了放射引导下甲状旁腺手术。

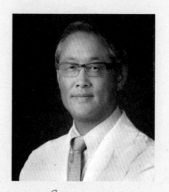

Herbert Chen

原著作者
Contributors

Ambika P. Ashraf, MD, FAAP
Division of Pediatric Endocrinology
    and Diabetes
Metabolic Bone Clinic
University of Alabama at Birmingham
Birmingham, Alabama

Erin Partington Buczek, MD
Department of Otolaryngology
University of Alabama at Birmingham
Birmingham, Alabama

Andrew C. Calabria, MD
Division of Endocrinology and
    Diabetes
Center for Bone Health
The Children's Hospital of
    Philadelphia
Perelman School of Medicine
University of Pennsylvania
Philadelphia, Pennsylvania

Herbert Chen, MD
University of Alabama at
    Birmingham (UAB)
UAB Hospital and Health System
O'Neal Comprehensive Cancer
    Center at UAB
Birmingham, Alabama

Jesse T. Davidson IV, MD
Washington University School of
    Medicine
Department of Surgery
St. Louis, Missouri

Alicia Diaz-Thomas, MD, MPH
LeBonheur Children's Hospital
University of Tennessee Health
    Science Center
Division of Pediatric Endocrinology
Memphis, Tennessee

Grace C. Dougan, MD
Pediatric Endocrine Associates of
    Tampa, Florida
Tampa, Florida

Sophie Dream, MD
Department of Surgery
Medical College of Wisconsin
Milwaukee, Wisconsin

Jessica Fazendin, MD
Department of Surgery
University of Alabama at Birmingham
Birmingham, Alabama

Rajshri M. Gartland, MD MPH
Department of Surgery
Massachusetts General Hospital
Boston, Massachusetts

Pallavi Iyer, MD, FAAP
University of Alabama at
    Birmingham (UAB)
Division of Pediatric Endocrinology
    and Diabetes
Director, Thyroid Nodule Clinic
Birmingham, Alabama

Jennifer H. Kuo, MD, FACS
Thyroid Biopsy Program
Endocrine Surgery Research Program
Columbia University Medical Center
New York, New York

James A. Lee, MD
New York Thyroid .Parathyroid Center
Adrenal center
CollectedMedEducation Project
Columbia University Medical Center
New York, New York

Anne M. Lenz, MD
Pediatric Endocrine Associates of
    Tampa Florida

原著作者
Contributors

Tampa, Florida

Michael A. Levine, MD
Division of Endocrinology and
    Diabetes
The Children's Hospital of Philadelphia
Director, Center for Bone Health
Professor of Pediatrics and Medicine
Perelman School of Medicine at
    University of Pennsylvania
Philadelphia, Pennsylvania

Diana Lin, MD
Anatomic Pathology
University of Alabama at Birmingham
Birmingham, Alabama

Brenessa Lindeman, MD, MEHP, FACS
University of Alabama at Birmingham
UAB General Surgery Residency
Associate Designated Institutional
    Official
UAB Graduate Medical Education
Birmingham, Alabama

Haggi Mazeh, MD, FACS, FISA
Endocrine and General Surgery
Hadassah- Hebrew University Medical
    Center, Mount Scopus
Jerusalem, Israel

Catherine McManus, MD, MS
Columbia University Medical Center
Endocrine Surgery Fellow
New York, New York

Gail Mick, MD
University of Alabama at Birmingham
Division of Pediatric Endocrinology
    and Diabetes
Director, Endocrine Newborn
    Screening Clinic

Birmingham, Alabama

Todd D. Nebesio, MD
Indiana University School of Medicine
Riley Hospital for Children
Division of Pediatric Endocrinology/
    Diabetology
Indianapolis, Indiana

Kimberly Ramonell
Emory University Department of
    Surgery
Atlanta, Georgia

Scott A. Rivkees, MD
Department of Pediatrics
University of Florida
Gainesville, Florida

Allen W. Root, MD
Department of Pediatrics
Johns Hopkins University
Johns Hopkins All Children's
    Hospital
Saint Petersburg, Florida

Jessica Schmitt, MD
University of Alabama at Birmingham
Division of Pediatric Endocrinology
    and Diabetes
Birmingham, Alabama

Tracy S. Wang, MD, MPH
Section of Endocrine Surgery
Medical College of Wisconsin
Milwaukee, Wisconsin

Tal Yalon, MD
Department of General and
    Oncological Surgery - Surgery C,
Chaim Sheba Medical Center
Tel Hashomer, Ramat Gan, Israel

主译简介

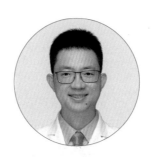

樊 菁 医学博士，空军军医大学第一附属医院甲乳血管外科副主任医师、副教授。2008 年赴日本旭川医科大学第一外科做访问学者，2012 年赴美国哈佛大学布列根和妇女医院（Brigham and Women's Hospital）及 Dana-Farber 癌症中心做访问学者。

研究方向与成果

主要研究方向为甲状腺癌和乳腺癌的综合治疗，特别是液体活检在乳腺癌诊疗中的应用及遗传性乳腺癌的治疗（2019 年开设空军军医大学第一附属医院遗传性乳腺癌门诊）。个人主刀甲状腺及乳腺年手术量约 400 余台。

2014 年获得中国医师协会主办的第一届甲状腺癌手术视频大赛西部赛区优胜奖，获得第一届乳腺癌手术视频大赛全国第 3 名。2019 年被中国医师协会评为"全国住培医师优秀带教老师"。承担或参与国家自然科学基金、陕西省社会发展基金、陕西省自然科学基金、吴阶平基金及希思科基金等各项基金 8 项。在国际期刊发表专业论文 6 篇，在中文期刊发表论文 10 余篇。在国际国内学术会议中做口头报告及壁报 10 余次。发明专利及实用新型专利 6 项。出版医学专著 9 部，其中有 7 部担任主译、副主译或副主编。

主译简介
Main Translators

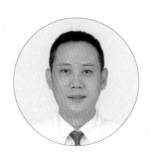

王 廷　医学博士，硕士研究生导师，空军军医大学第一附属医院甲乳血管外科副主任医师、副教授。2011 年赴美国 M.D.Anderson 癌症中心做访问学者。

研究方向与成果

主要研究方向为甲状腺和乳腺疾病的临床诊治及基础研究。擅长甲状腺癌的诊断、甲状腺癌精细化手术、机器人甲状腺癌手术、乳腺癌综合治疗、乳腺癌切除后乳房重建等；在甲状腺癌的诊断、流行病学、乳腺癌的发生、免疫微环境、耐药机制等基础研究方面做出了一定的成绩。

获得中国医师协会主办的全国甲状腺癌手术大赛冠军、乳腺癌手术大赛西部赛区冠军、陕西省创新创业大赛一等奖、陕西省科技进步二等奖等。承担国家重点研发计划重点专项乳腺癌专病队列研究子课题、陕西省卫生健康科研基金、陕西省自然科学基金重点项目等各项基金 10 余项。发表学术论文 70 余篇，其中 SCI 收录（第一作者和通讯作者）论文 20 篇。发明专利 2 项，实用新型专利 10 余项。担任主编 / 主译、副主编 / 副主译出版国家规划教材 2 部、医学专著 4 部。

译 序

作为甲状腺专业外科医生，我们在临床工作中偶有接诊儿童甲状腺患者，既有良性腺瘤，也有恶性甲状腺癌，他们或者接受了定期观察，或者接受了手术治疗。然而，近年来，随着国家医疗条件的改善、医保覆盖面的增加及人民群众健康意识的提高，临床上遇见儿童甲状腺疾病的机会也越来越多。导致这些儿童罹患甲状腺或甲状旁腺疾病的病因是什么？如何更好地诊断和治疗？是否有预防方法？带着这些问题，我们找到了这本专著。

正如原著前言所述，这本书旨在为罹患甲状腺和甲状旁腺疾病的儿童提供内科和外科领域的国际专家诊断和治疗策略。对我们译者而言，翻译此书的过程，也是深入学习儿童甲状腺疾病的诊治过程，特别是儿童甲状旁腺疾病相关章节，例如甲状旁腺功能减退、假性甲状旁腺功能低下、遗传性甲状旁腺疾病等，这些疾病的发病率低、病因复杂、机制多变，临床上外科医生对这样的病例经验较少。通过对这几个章节的翻译，我们获益匪浅，对儿童甲状旁腺疾病有了更加深刻的认识。

相对而言，本书外科手术部分的内容略显简单，但是考虑本书的成书目的并非为外科手术服务，而是提供一个儿童甲状腺和甲状旁腺疾病的大框架，方便读者学习和理解，这样的内容布局也可以理解。

孩子是每一个家庭的希望，每一个罹患甲状腺或甲状旁腺疾病的孩子都严重影响了这个家庭的正常生活和工作。希望本书的翻译出版能够帮助那些受到影响的家庭，使阅读的父母们了解患病原因，缓解焦虑，选择高标准且合适的医疗中心为孩子进行诊疗；也希望临床甲状腺及甲状旁腺专业医生能够不断精进业务，深入钻研专业，为更多的罹患甲状腺或甲状旁腺疾病的儿童解决痛苦、缓解症状，进而不断推动治疗的进步，突破现有的治疗方案。

希望本书的出版能使我们国家的儿童甲状腺和甲状旁腺诊治水平不断发展和进步。限于译者的水平，翻译可能存在不当之处，欢迎各位读者批评指正。

樊菁　王廷

2022 年 10 月

前　言

　　不同专业领域成员对复杂内分泌疾病儿童的医疗护理意见往往存在分歧，因此实际情况中，一般是根据临床和教育方面的多学科学术会议或肿瘤委员会专家的意见，收集不同专业人员的观点，以家庭为中心为患儿提供建议。以此为出发点，以及受一位外科医生和一位内分泌专家的启发，我们编写了本书。

　　对罕见病儿童的医疗护理需要组织专业的医疗团队。对儿童甲状腺和甲状旁腺疾病患者更好的护理需要患儿本人、家庭成员、儿科内分泌专家的共同参与，专家团队中不仅包括内分泌科医生、普通医生、儿科和耳鼻喉外科医生，还需要放射学家和病理学家的参与。本书旨在为罹患甲状腺和甲状旁腺疾病的儿童提供内科和外科方面的国际专家诊断和治疗策略；详细阐述了儿童甲状腺和甲状旁腺疾病的诊断和治疗信息，尤其关注儿童与成人在疾病认知和管理方面的差异；适用于关注这类儿童的家庭成员，培训或执业医师，医师助理，以及其他儿童保健工作者。

　　本书分为两部分，即甲状腺疾病和甲状旁腺疾病。在深入研究具体疾病之前，每个部分都先讨论了甲状腺和甲状旁腺疾病的实验室检查和放射学检查方法，以及目前的研究结果，从而使读者了解不同实验室和影像学检查方法的有效性和局限性，从而为符合条件的患儿安排合适的检查。本书详细叙述了儿童甲状腺和甲状旁腺常见病和罕见病的临床表现，以及常用的治疗方案和手术技术，方便读者在因临床症状考虑某种疾病诊断时，可以根据疾病名称迅速找到相应的信息。此外，本书还插入了图片和表格，方便读者学习。

　　本书作者都是受人尊敬、享誉世界的专家和未来的学科带头人，他们牺牲了个人的宝贵时间，向读者们分享自己的专业知识，非常值得我们尊敬，在此对他们表示由衷的感谢。同时要感谢我们的学生和下级医师，在他们的鼓励下，我们才能持之以恒地将这些复杂的专业概念以浅显易懂和实用的方式表达出来。希望本书内容可以让读者清楚地了解儿童甲状腺和甲状旁腺疾病，从而使罹患内分泌疾病的儿童获得最好的治疗。

Herbert Chen, MD

Pallavi Iyer, MD

目　录

Contents

郑重声明

　　本书提供了相关主题准确及权威的信息。由于医学是不断更新并拓展的领域，因此相关实践操作、治疗方法及药物都有可能会改变，建议读者审查相关主题的最新信息，包括产品的制造商、建议剂量、配方、方法和疗程、不良反应及相关措施。作者、编辑、出版者或经销商不对书中的错误或疏漏以及应用其中信息产生的任何后果负责，关于出版物的内容不作任何明确或暗示的保证。作者、编辑、出版者和经销商不承担由本出版物所造成的任何人身或财产损害责任。

甲状腺功能的实验室检查

Jessica Schmitt，Diana Lin

1.1　引　言

　　下丘脑—垂体—甲状腺（hypothalamic-pituitary-thyroid，HPT）轴负责合成、调节和产生甲状腺激素（thyroid hormone，TH）。下丘脑分泌促甲状腺素释放激素（thyrotropin-releasing hormone，TRH），刺激腺垂体产生促甲状腺激素（thyroid-stimulating hormone，TSH），从而促进甲状腺激素的合成与释放。甲状腺激素的两种生物活性形式是四碘甲状腺原氨酸（T_4）和三碘甲状腺原氨酸（T_3）。当儿童出现甲状腺功能减退、甲状腺功能亢进、甲状腺肿大或甲状腺结节时，除了要进行全面的病史采集和体格检查外，还需要评估 HPT 轴的生化状态。

目前临床上可检测 TSH、总 T_3（TT_3）、总 T_4（TT_4）、游离 T_3（FT_3）、游离 T_4（FT_4）和逆 – 三碘甲状腺原氨酸（rT_3）的浓度。此外，也可以检测甲状腺自身抗体。

1.2 简 介

在临床实践中仅使用 TSH 和 FT_4 或 TT_4 就可以筛查一些常见的甲状腺疾病，如甲状腺功能减退症和甲状腺功能亢进症等[1]。和其他检查一样，这些指标也会出现假阴性和假阳性结果。许多文献都提到，不准确的实验室检查结果会对患者造成不良影响，所以临床医生在安排甲状腺功能检测或解释检测结果之前应了解这些检测方法的局限性。精确的检测和对结果的正确判读对临床工作非常重要，因此人们对这一领域的兴趣浓厚。1981—2017 年，发表了 100 多篇针对甲状腺疾病实验室评估的文章[2]。在本节中，我们将总结临床实践中最常用的方法及其局限性。

在评估甲状腺功能时，实验室检查可分为评估 HPT 轴的测试（包括 TSH、FT_3、FT_4、TT_3、TT_4 和 rT_3）和评估可能影响甲状腺功能的自身抗体［包括甲状腺过氧化物酶抗体（TPO-Ab）、甲状腺球蛋白抗体（TgAb）和 TSH 受体抗体］。TSH 受体抗体可以是抑制性、刺激性或中性的。以前对游离 TH 浓度的评估依赖于树脂吸收、FT_4 指数和 T_4/甲状腺结合球蛋白比率等[3]。目前随着 FT_3 和 FT_4 检测的普及和检测特异性的提高，之前的评估方法已经不再作为一线检测方案，本章也不再对此进行讨论。

1.3 免疫分析方法

免疫分析方法是测定 TSH 和 TH 的主要方法。免疫分析依赖于标记的抗体与目标分析物（如 TSH）的反应。免疫分析的优点包括能够检测少量分析物、不需要重要人员的监督和参与以及快速得出结果[2]。随着标记抗体特异性的提高，检测的灵敏度也随之提高。例如，第一代 TSH 检测方法的检测下限为 1.0mIU/L，第三代 TSH 检测下限为 0.01mIU/L[1]。生物素和链霉亲和素通常用于这些免疫分析[2,4]，当考虑分析干扰时，这将变得很重要。

与甲状腺评估相关的免疫分析方法包括：

• **"夹心"免疫分析法（又称双位点非竞争性免疫分析法）**。患者血清中混合了两种抗体，"捕获"抗体与分析物的一部分结合，"标记的检测器"抗体与分析物的另一部分结合[1]。测得的检测抗体与存在的分析物数量成正比（图1-1）。

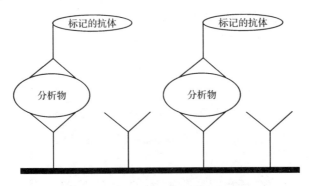

图1-1 "夹心"免疫分析法

• **一步竞争免疫分析法**。分析物与标记的分析物类似物竞争性结合捕获抗体，检测到的信号（标签）的量与分析物的量[1]成反比（图1-2）。

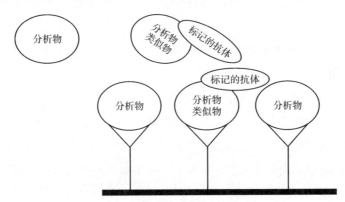

图1-2 一步竞争免疫分析法

• **一步非竞争性免疫分析法**。先将标记抗体与分析物结合，然后对样本进行洗涤，除去未结合的标记抗体。信号量与分析物的量直接相关。

• **生物检测法**。这是一种用于检查刺激性TSH受体抗体存在的功能性检测方法。患者的血清与表达TSH受体的细胞混合。如果存在刺激性抗体,它们会刺激 TSH 受体,导致环磷酸腺苷(cAMP)的产生增加。然后测量 cAMP 的量,这与刺激性 TSH 抗体的量成正比[1,5]。

● **桥接免疫分析法**。这种两步法依赖于 TSH 受体抗体与固定捕获受体和信号受体[1,5]的结合。TSH 受体抗体在捕获受体和信号受体之间形成一座"桥梁"。测量的信号量与存在的 TSH 受体抗体的量成正比。

● **测量游离激素浓度**。当测量 FT_3 或 FT_4 浓度时,必须考虑处于蛋白结合状态的 T_4 和 T_3 与捕获抗体的相互作用,这可能影响结果的测量。为了减少其相互作用并影响检测结果,人们可以在测量之前利用超滤法和平衡透析法将与蛋白质结合的 T_3 和 T_4 与 FT_3 和 FT_4 分开。在超滤中,样品被离心,然后测量超滤液[1]。在平衡透析中有一个透析膜,它将小分子(FT_3 或 FT_4)与大分子(蛋白质)分开,从而直接测量游离激素浓度[1]。

1.4 与甲状腺功能异常相关的抗体检测

● **甲状腺过氧化物酶抗体**(TPO-Ab)。TPO-Ab 对桥本甲状腺炎敏感但无特异性[3],存在于 5% ~ 20% 的普通人群中,发病率随着年龄的增长而增加[6]。

● **甲状腺球蛋白抗体**(TgAb)。虽然诊断桥本甲状腺炎时可以检测到 TgAb,但它的主要作用已经发生了转变,从诊断自身免疫病转变为准确评估分化型甲状腺癌患者术后的甲状腺球蛋白水平[3]。TgAb 会干扰甲状腺球蛋白的测量,导致测量值偏低[7]。这种干扰会使疾病复发的监测大大复杂化。在桥本甲状腺炎的检测中,健康患者的 TgAb 检出率高达 10%,12 ~ 19 岁儿童的 TgAb 检出率为 6.3%[6]。当存在 TgAb 而不同时存在抗 TPO 抗体时,结果与甲状腺疾病没有显著关联。在一项对 17 353 名 12 ~ 80 岁人员的研究中,没有一例甲状腺功能减退症患者的 TgAb 阳性,TPO-Ab 阴性[6]。

● **促甲状腺激素受体抗体**(TRAb)。TSH 受体抗体可以是刺激性、抑制性,也可以是中性的。在检测 TRAb 时,不仅要检测其是否存在,还要检测其生化效应。所有的 TRAb 都可以通过竞争性 TSH 结合试验来检测[3],但是对于是否存在刺激性 TRAb,特异性甲状腺刺激免疫球蛋白(thyroid-stimulating-immunoglobulin,TSI)生物测定是理想的检测手段[1,3,5]。

1.5 常用免疫分析方法的局限性

所有基于抗体的免疫分析都会受到潜在的干扰。最坏的情况是免疫分析干扰导致不必要的临床干预,比如化疗和手术[8]。关于甲状腺功能实验室评估中的常见干扰见表1-1。

表1-1 影响甲状腺功能实验室评估的干扰因素

影响因素	频率
宏促甲状腺激素	常见
生物素	常见
内源性抗体:	
1.抗链霉亲和素抗体	1.不常见
2.抗钉[15]抗体	2.不常见
3.甲状腺激素自身抗体(THAAb)	3.不常见
4.异嗜性抗体、人抗鼠抗体[16]、人抗动物抗体(HAAA)	4.常见

THAAb:thyroid hormone autoantibodie;HAAA:human anti-animal antibodie

当分析实验室检测数据以评估甲状腺情况时,我们首先要了解实验室干扰。一项对150多例甲状腺功能检测的干扰病例报告进行的回顾性分析发现,有50%的病例有记录在案的临床不良结果[2]。这些不良结果有轻有重,严重者甚至延误了甲状腺危象的诊断[2]。

- **宏促甲状腺激素**(Macro-TSH)。宏促甲状腺激素是一种包含TSH和抗TSH抗体的大型生物活性复合体,包含促甲状腺激素和抗促甲状腺激素抗体[2]。它的体积很大,不能被人体排泄从而在血清中积聚。不同的检测平台对宏促甲状腺激素的测定敏感性存在差异,测定的值也会有差异。所有能够测定TSH的夹心免疫测定法也可以测定宏促甲状腺激素,这导致人群中TSH水平假性升高概率高达2%,这部分人群的血液中存在抗TSH抗体[2,9],可以表现为轻度升高,或者显著升高,甚至高于400mIU/L[9]。当测量的TSH浓度升高,但TH(FT$_4$或总T$_4$)水平在正常范围的上半部分时,应考虑存在宏促甲状腺激素干扰[2]。值得注意的是,宏促甲状腺激素可通过胎盘,并已被证明可以影响新生儿的筛查结果[10]。

● **生物素(维生素 B$_7$)**。儿童每天推荐的生物素摄入量为 5 ～ 25μg,成人为30μg。许多补充剂都明显含有生物素,每剂高达 5 ～ 20mg[4]。即使每天摄入低至 1.5mg 的生物素补充剂,都会影响实验室化验结果[2]。生物素通过不可逆地与链霉亲和素[2,4,11]结合而干扰免疫分析结果。

在使用生物素 - 链霉亲和素复合物的夹心检测中,捕获抗体是生物素化的。该生物素化的捕获抗体结合到试板[4]上的链霉亲和素微粒上。在生物素浓度较高的血浆样本中,分析板上的链霉亲和素微粒被来自血浆的生物素饱和,捕获抗体 - 分析物 - 标记的抗体夹心被冲走,导致检测结果假性偏低[4]。

在使用生物素 - 链霉亲和素复合物的竞争性免疫分析中,捕获抗体是生物素化的。分析物和标记的分析物类似物竞争与生物素标记的捕获抗体结合,然后该抗体再次与试板上的链霉亲和素微粒结合[4]。与夹心检测类似,在生物素浓度较高的血浆中,来自血浆的生物素与链霉亲和素微粒结合,导致捕获抗体标记的分析物结合较少。在这种检测中,信号与分析物的浓度成反比,高血浆生物素会降低检测到的信号,导致检测结果升高[2,4]。

由于 TSH 是通过夹心法测定的,FT$_4$ 是通过竞争性试验测定的,生物素的干扰会导致测量的 TSH 偏低和 FT$_4$错误升高。因此,当临床病史和体格检查与甲状腺功能亢进症诊断不一致时,应怀疑生物素的干扰[11]。

● **内源性抗体**。基于抗体的免疫分析需要抗体和目标表位之间的相互作用,然后将分析物 - 抗体复合物与分析板结合。任何干扰这些结合位点的物质,如上文提到的生物素,都会影响检测结果。内源性抗体通过干扰捕获抗体与分析物,分析物与标记抗体,或者捕获抗体与分析板的结合来影响免疫分析。

— **抗链霉亲和素抗体**。生物素 - 链霉亲和素之间的相互作用对准确使用许多商品化试剂盒非常重要。有病例报道,当存在抗链霉亲和素抗体时可导致甲状腺功能检测不准确,但发生率远低于其他干扰因素[2,12]。

— **甲状腺激素抗体**。在不足 2% 的人群中,没有甲状腺疾病的成人也可以有抗 T$_3$ 或抗 T$_4$抗体[13]。这些抗 TH 抗体可以与分析物(T$_3$ 或 T$_4$)和捕获抗体结合,影响一步检测的结果。但是这些抗体不会影响将分析物从血清中分离出来的测试(如两步化验、平衡透析和超滤)的结果[2,13,14]。

— **抗钌**[15]**抗体**。这些抗体存在于不到1%的人群中[2],只影响使用钌的检测平台的结果。

— **异嗜性抗体、人抗鼠抗体**[16]**和人抗动物抗体(HAAAS)**。这些是在临床实践中影响 HPT 轴评估较为常见的抗体,影响多达6%的人群,并通过结合检测中使用的抗体影响免疫分析[2]。检测中使用的抗体越多,就越有可能受到这些抗体的影响。例如,大多数 TSH 免疫分析检测是夹心检测,使用 2 种抗体比只使用 1 种抗体的 FT_4 或 FT_3 检测对抗体干扰更敏感[2]。

1.6 免疫分析干扰因素的避免与纠正

• **宏促甲状腺激素**。由于所有可用的 TSH 检测方法都能检测到宏促甲状腺激素,因此,不同的平台检测并不能完全避免宏促甲状腺激素的干扰。然而,由于不同的检测平台对宏促甲状腺激素的敏感性不同,如果在两个不同的平台上运行同样的样本结果明显不一致,提示可能存在检测干扰[17]。如果怀疑存在宏促甲状腺激素,可以稀释血清或用聚乙二醇(polyethylene glycol,PEG)处理,这会导致包括宏促甲状腺激素在内的大分子蛋白质沉淀[2,9,17]。虽然这两种方法都可行,但是对稀释或聚乙二醇处理血清后结果的解释目前还没有明确的共识和检测阈值。虽然稀释和聚乙二醇处理是合理的筛选试验,但评估宏促甲状腺激素干扰的理想方法是用凝胶过滤色谱法(gel filtration chromatography,GFC)直接测定宏促甲状腺激素[9]。由于宏促甲状腺激素和 HAMA 具有相似的分子量,在进行 GFC 之前,应该用 HAMA 阻滞剂处理样本[9]。宏促甲状腺激素的 GFC 检测由于可行性不高而且成本较高,因此使用受限[17]。

• **生物素(维生素 B_7)**。避免生物素干扰的最简单方法是在抽血前几天停止补充生物素[2,4]。如果这个条件难以实现,可以在不依赖生物素的平台上运行样本。

• **内源性抗体**。对于抗链霉亲和素抗体和抗钌抗体,在不使用链霉亲和素或钌的平台上进行检测可以消除干扰。对于异嗜性抗体、HAMAs 和

HAAAs,人们可以在连续稀释后重复检测,用小鼠免疫球蛋白处理样品,在不同的平台上运行检测,或者用异嗜性结合剂处理样品[2]。

如果甲状腺实验室评估的结果与临床情况不符,应与实验室人员联系,并讨论最佳检测方案。

1.7　甲状腺细针抽吸活检

尽管儿童甲状腺结节的发生率远低于成人[18],但结节的恶性肿瘤风险却比成人高 5 倍[19]。细针抽吸活检(fine needle aspiration biopsy,FNAB)是甲状腺结节的重要检查手段。Bethesda 系统对甲状腺结节的细胞病理学结果[20]进行了分类(表 1 - 2)。Ⅲ类(意义不明的异型性)和Ⅳ类(可疑滤泡/Hürthle 细胞肿瘤)是不定性的病变,因为不能明确地报告结节为良性或恶性。

表 1 - 2　Bethesda 甲状腺细胞病理报告系统

分类	诊断
Ⅰ类	样本不满意/无法诊断
Ⅱ类	良性
Ⅲ类	意义不明的异型性病变/意义不明的滤泡性病变
Ⅳ类	可疑滤泡/Hürthle 细胞肿瘤
Ⅴ类	可疑恶性
Ⅵ类	恶性

1.8　分子检测

虽然分子检测可用于诊断成人不明性质甲状腺结节,但是还没有专门在儿童中使用的研究。基因突变检测呈阳性与恶性肿瘤高度相关。但是对阴性结果的解释必须谨慎,因为与成人相比,儿童不确定性甲状腺结节的恶性概率更高,其中Ⅲ类结节约占 28% ,Ⅳ类结节约占 35%[18]。目前,美国甲状腺协会(American Thyroid Association,ATA)不推荐将分子检测用于常规的儿童临床实践,而推荐手术[18]。如果发现儿童存在特定的改变,分子检测可能会有帮助。和成人一样,*BRAF V600E* 突变与经典的甲状腺乳头状癌密切相关,而 *RET/PTC*1 与更具侵袭性的乳头状甲状腺癌相关[19]。

目前商用的分子检测方法有 4 种,但截至本书出版时,没有一种方法被证实适用于 21 岁以下的患者[15,19,21-23]。

• **基因表达分类器/基因测序分类器(GEC/GSC)**,该测试使用微阵列评估 167 个基因的信使 RNA(mRNA)签名。Afirma 基因表达分类器是一种商用检测方法,这些 mRNA 图谱受专利保护,测试结果中没有说明。为了确保检测的成功,应在核酸保存介质中放置 2 个专用的 FNA 通道。首先对样本进行 25 个基因的分析,以寻找与甲状腺髓样癌、甲状旁腺组织和转移性肿瘤相关的 mRNA 谱。如果基因分析呈阳性,就可以完成报告。如果基因分析为阴性,需将样本进行 142 个基因的检测,结果分为"良性"或"可疑"。可疑样本继续接受其他方法检测,以确定是否存在 *BRAF V600E* 突变。新开发的基因测序分类器改进了 RNA 转录组分析,对 Hürthle 细胞病变进行了更准确的分类。其他参数包括识别低滤泡含量的样本和报告 RET/PTC 融合[21]。然而,对于儿童来说,"良性"的 GEC 结果可能并不那么确定。同样地,"可疑、*BRAF* 阴性"结果也不会报告发现了哪些基因,因此最好将其解释为"不确定"。

• **靶向二代测序(next-generation sequencing,NGS)**,该测试根据确定的基因型报告恶性肿瘤的风险。虽然恶性肿瘤的风险是基于成人数据的研究,但是如果在儿童群体中进行研究发现的基因突变也可能对临床有用。目前市面上有两种检测方法,即 ThyroSeq 和 ThyGenX/ThyraMIR。

• **ThyroSeq 版本 3 确定了 112 个基因的改变**[22],这项检测需要将第一次 FNA 检测或随后的专用 FNA 检测的 1~2 滴液体保存于核酸保存介质中。如果在 FNA 时没有采集样本,可以使用细胞块制剂或福尔马林固定的石蜡包埋组织。首先,确定样本的细胞成分,包括滤泡细胞、C 细胞、甲状旁腺细胞或非甲状腺细胞;然后对样本进行测序分析,用基因组分类器对样本进行评分[22]。如果鉴定出特定的基因型,就可以出报告,同时报告与之相关的成人恶性肿瘤患病风险;如果没有发现突变或融合,则检测报告为"阴性/低风险"。

• **ThyGenX/ThyraMIR 是一项由两部分组成的检测**,需要一次专门的 FNA,将液体保存在核酸保存介质中。首先,ThyGenX 测试针对 8 个基因(*BRAF V600E*、*RET-PTC*1/3、*PIC3CA*、*BRAF K601E*、*H/K/N-RAS*、*PAX8-*

PPARgamma）进行靶向 NGS。扩展面板（ThyGeNEXT）还包括 *ALK*、*RET*、*TERT* 启动子、*GNAS* 和 *PTEN*[23]。如果呈阳性,则报告该基因型与成人患恶性肿瘤的风险相关。如果呈阴性,样本将接受第二次检测,即定量实时聚合酶链式反应（ThyraMIR）。ThyraMIR 检测微小 RNA 的表达水平,微小 RNA 是一种小的非编码 RNA,它调节 mRNA 来调节基因表达。miRNA 比 mRNA[24]更稳定。这 10 个 miRNA 分类器的结果被专有算法报告为"高风险"和"低风险"[23]。

● RosettaGX Reveal **可以提供 FNA 细胞学涂片检测,**后者是一种可用于核酸提取的直接细胞涂片。样品经过 24 个 miRNA 序列的分类器,其中 6 个与 ThyraMIR 面板[24]重叠。报告结果为"可疑恶性"或"良性"[15]。因为所有的诊断材料都从玻片上移走了,所以在提取核酸之前必须进行全玻片成像。这是目前唯一一种对镜下异常细胞的直接检测方法。然而,microRNA 特征检测是一个新兴的研究领域,尚未在儿童甲状腺癌中开展研究。

参考文献

［1］Nerenz R. Thyroid Function Testing. Clinical Chemical Trainee Council, 2017.

［2］Favresse J, Burlacu M-C, Maiter D, et al. Interferences With Thyroid Function Immunoassays：Clinical Implications and Detection Algorithm. Endocr Rev,2018,39(5)：830 – 850.

［3］Soh S-B, Aw T-C. Laboratory Testing in Thyroid Conditions-Pitfalls and Clinical Utility. Ann Lab Med,2019,39(1)：3.

［4］Rosner I, Rogers E, Maddrey A, et al. Clinically Significant Lab Errors due to Vitamin B7 (Biotin) Supplementation：A Case Report Following a Recent FDA Warning. Cureus, 2019,11(8)：e5470.

［5］Allelein S, Diana T, Ehlers M, et al. Comparison of a Bridge Immunoassay with Two Bioassays for Thyrotropin Receptor Antibody Detection and Differentiation. Hormone Metab Res,2019,51(6)：341 – 346.

［6］Hollowell JG, Staehling NW, Flanders WD, et al. Serum TSH, T_4, and Thyroid Antibodies in the United States Population (1988 to 1994)：National Health and Nutrition Examination Survey (NHANES Ⅲ). J Clin Endocrinol Metab,2002,87(2)：489 – 499.

［7］D'Aurizio F, Metus P, Ferrari A, et al. Definition of the Upper Reference Limit for Thyroglobulin Antibodies According to the National Academy of Clinical Biochemistry Guidelines：Comparison of Eleven Different Automated Methods. Autoimmunity Highlights,2017,8(1)：8.

［8］Rotmensch S, Cole LA. False Diagnosis and Needless Therapy of Presumed Malignant Disease in Women with False-Positive Human Chorionic Gonadotropin Concentrations.

Lancet,2000,355(9205):712-715.

[9] Hattori N, Ishihara T, Shimatsu A. Variability in the Detection of Macro TSH in Different Immunoassay Systems. Eur J Endocrinol,2016,174(1):9-15.

[10] Rix M, Laurberg P, Porzig C, et al. Elevated Thyroid-Stimulating Hormone Level in a Euthyroid Neonate Caused by Macro Thyrotropin IgG Complex. Acta Paediatrica ,2011, 100(9):e135-e137.

[11] Bülow Pedersen I, Laurberg P. Biochemical Hyperthyroidism in a Newborn Baby Caused by Assay Interaction from Biotin Intake. Eur Thyroid J,2016,5(3):212-215.

[12] Favresse J, Lardinois B, Nassogne MC, et al. Anti-Streptavidin Antibodies Mimicking Heterophilic Antibodies in Thyroid Function Tests. Clin Chem Lab Med,2018,56(7): e160-e163.

[13] Sakata S, Matsuda M, Ogawa T, et al. Prevalence of Thyroid Hormone Autoantibodies in Healthy Subjects. Clin Endocrinol,1994,41(3):365-370.

[14] Lee MN, Lee SY, Hur KY, et al. Thyroxine (T_4) Autoantibody Interference of Free T_4 Concentration Measurement in a Patient With Hashimoto´s Thyroiditis. Ann Lab Med, 2017,37(2):169.

[15] Lithwick-Yanai G, Dromi N, Shtabsky A, et al. Multicentre Validation of a MicroRNA-Based Assay for Diagnosing Indeterminate Thyroid Nodules Utilising Fine Needle Aspirate Smears. J Clin Pathol,2017,70 (6):500-507.

[16] Pasquel FJ, Tsegka K, Wang H, et al. Clinical Outcomes in Patients With Isolated or Combined Diabetic Ketoacidosis and Hyperosmolar Hyperglycemic State: A Retrospective, Hospital-Based Cohort Study. Diabetes Care,2020,43(2):349-357.

[17] Loh TP, Kao SL, Halsall DJ, et al. MacroThyrotropin: A Case Report and Review of Literature. J Clin Endocrinol Metab,2012,97(6):1823-1828.

[18] Francis GL, Waguespack SG, Bauer AJ, et al. Management Guidelines for Children with Thyroid Nodules and Differentiated Thyroid Cancer. Thyroid, 2015, 25 (7): 716-759.

[19] Mostoufi-Moab S, Labourier E, Sullivan L, et al. Molecular Testing for Oncogenic Gene Alterations in Pediatric Thyroid Lesions. Thyroid ,2018,28(1):60-67.

[20] Ioachim D. The Bethesda System for Reporting Thyroid Cytopathology. 2nd. Springer International Publishing,2018:236.

[21] Patel KN, Angell TE, Babiarz J, et al. Performance of a Genomic Sequencing Classifier for the Preoperative Diagnosis of Cytologically Indeterminate Thyroid Nodules. JAMA Surg,2018,153(9):817-824.

[22] Nikiforova MN, Mercurio S, Wald AI, et al. Analytical Performance of the ThyroSeq v3 Genomic Classifier for Cancer Diagnosis in Thyroid Nodules. Cancer, 2018, 124(8): 1682-1690.

[23] Jackson S, Kumar G, Banizs AB, et al. Incremental Utility of Expanded Mutation Panel When Used in Combination with MicroRNA Classification in Indeterminate Thyroid Nodules. Diagn Cytopathol,2020,48(1):43-52.

[24] Nishino M, Nikiforova M. Update on Molecular Testing for Cytologically Indeterminate Thyroid Nodules. Arch Pathol Lab Med,2018,142 (4):446-457.

第2章

甲状腺的影像学检查

Pallavi Iyer

2.1　引　言

　　考虑到甲状腺的位置和甲状腺激素合成的生物学特性,有几种不同的放射学方法,包括闪烁扫描术、计算机断层扫描(CT)和超声。甲状腺组织主要由滤泡细胞组成,在促甲状腺激素的作用下,它可以捕获碘化物(与血浆相比,细胞内浓度梯度高达 20∶1),并将其结合到甲状腺球蛋白中,产生与甲状腺球蛋白结合的甲状腺激素。这一特征使其能够通过使用碘化物/类碘化物放射性示踪剂的闪烁扫描术进行成像(图 2 - 1)。甲状腺的位置表浅,适合非侵入性超声检查进行成像。此外,采用在代谢活跃细胞中特定富集的示踪剂,CT 和磁共振成像(MRI)可以用来区分甲状腺结节的良恶性[1]。甲状腺显像中使用的放射性示踪剂的比较见表 2 - 1。

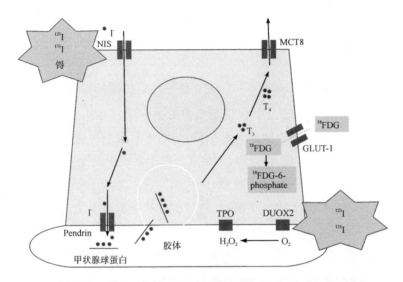

图2-1 甲状腺细胞生理学和放射性示踪剂生物学活性的示意图

表2-1 不同放射性示踪剂在甲状腺显像中的应用比较

	123I	Tc(锝)	131I	18FDG
给药途径	口服	静脉注射	口服	静脉注射
半衰期	13.2h	6.04h	8.06d	110min
应用	·测量和定位甲状腺 ·病灶摄取 ·检测碘有机化缺陷(与高氯酸盐排放试验一起使用) ·甲状腺功能亢进症的病因辨证 ·Graves病或分化型甲状腺癌放射性治疗时131I剂量的计算	·测量和定位甲状腺 ·病灶摄取 ·价格低廉	·清除甲状腺 ·低剂量用于甲状腺检测	·定位代谢活动性病变
局限性	·必须口服 ·日常难以获取 ·需上调钠-碘转运体(sodium-iodide symporter, NIS)表达(高TSH或高促甲状腺免疫球蛋白)	·不能有机化——无法评估有机化的缺陷	·半衰期长	

2.2　靶向钠－碘转运体的放射性药物

氚扫描(^{99m}Tc)高铁酸盐(^{99m}TcO$_4^-$)是一种模拟碘的放射性同位素。它通过静脉注射给药,并通过甲状腺细胞中的钠－碘转运体被摄入甲状腺细胞中。给药20min后对甲状腺进行扫描,显示甲状腺的位置和大小,并与标志物的位置进行比较(图2-2)。本检查有助于判别先天性甲状腺功能减退症的病因(如舌下甲状腺、舌甲状腺、甲状腺发育不全和正常甲状腺)。母体阻断抗体有时可能会干扰这项检查,并显示甲状腺发育不全,但超声显示甲状腺正常。这项检查在 TSH 升高从而上调钠－碘转运体(sodium-iodide symporter,NIS)表达[1,2]时效果最好。

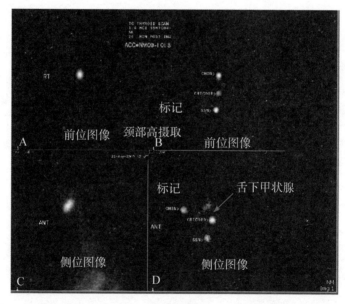

图2-2　一例^{99m}TcO$_4^-$摄取后的舌下甲状腺患者。A. 前位图像。B. 下颌、环状软骨、胸骨上切迹(SSN)前位图像。C. 侧位图像。D. 标记与患者的图像叠加

2.3　放射性物质的摄取和扫描

^{123}I 是一种半衰期为 11h 的放射性示踪剂,非常适用于诊断,可用于评

估甲状腺的 NIS 调节功能和甲状腺激素合成所需的碘偶联和有机化（DUOX2-TPO）。酶促合成障碍引起的有机化缺陷会导致^{123}I 示踪剂很容易被高氯酸盐的释放所"洗掉"。这项检查包括^{123}I 给药,并在给药后 2h 测量摄取量。给药 3h 后口服高氯酸盐,获得另一幅甲状腺摄取图像。在没有有机化缺陷的情况下,高氯酸盐不能取代已经有机化的^{123}I,如果高氯酸盐迅速取代^{123}I(摄取减少 5% ~10% 以上),则怀疑有机化步骤有缺陷。

^{123}I 摄取和扫描也有助于鉴别甲状腺功能亢进(简称甲亢)的病因[即结构破坏性甲状腺炎、自主功能结节、格雷夫斯病(Graves disease,又称毒性弥漫性甲状腺肿)、假性甲状腺毒症或碘过量],还有助于确定治疗性^{131}I 治疗格雷夫斯病的理想剂量,或治疗乳头状甲状腺癌或滤泡性甲状腺癌的最佳剂量。在格雷夫斯病中,人们会发现整个腺体弥漫性均质的高摄取。在结构破坏性甲状腺炎中,扫描结果通常会显示弥漫性低摄取率;或者在自主功能的结节中,只有结节(热结节)区域的病灶摄取增加,而其他区域的摄取受到抑制[3]。值得注意的是,在成人群体中,热结节被认为是良性的,但在儿童群体中,这些结节仍可能是恶性的,建议手术切除[4]。

2.4 　^{131}I 成像和治疗

放射性碘是通过甲状腺细胞顶膜上的 NIS 输入捕获的。^{131}I 的半衰期为 8d,因此主要用于治疗。放射性碘会富集在甲状腺细胞中,并随着时间的推移杀死这些细胞。在低剂量下,^{131}I 也可用于甲状腺切除术后放射性碘治疗患者消融前的显像(类似于^{123}I)。在格雷夫斯病中,进行放射性碘治疗的目标是提供足够的辐射剂量,使患者出现甲状腺功能减退。治疗剂量(μCi)是通过测量腺体重量(g)×50 – 200μCi/g×[1/24h 摄取给药活度(%)]来计算的,一般估计为 15mCi,使患者在 1 ~2 个月出现甲状腺功能减退[3]。患者在手术前 5 ~7d 停止使用抗甲状腺药物,以优化放射性碘的摄取(低碘饮食也可作为辅助措施)。

在分化型甲状腺癌(乳头状癌和滤泡状癌)患者中,放射性碘治疗适用于能消融但不能手术的结节状、区域性和转移性嗜碘甲状腺组织。患者开始低碘饮食 2 周,停止甲状腺激素替代 2 ~3 周以达到 TSH >30mIU/L,或者使用 0.9mg 重组人促甲状腺激素(recombinant human TSH,rhTSH)进行肌内注射,每24h两次,以避免在手术前出现甲状腺功能减退症状。虽然可以进行更具体的计算,但可以使用基于儿童体重或身体表面积×成人通常使用的剂量的经验剂量(例如,5岁时1.0~1.5mCi/kg:使用成人剂量的1/3;10岁时:使用成人剂量的1/2;15岁时:使用成人剂量的5/6)[4]。甲状腺成像中使用的不同放射性示踪剂的比较见表2-1。

2.5 ^{18}FDG-PET 扫描

^{18}FDG 是一种放射性示踪剂,用于识别由于跨膜葡萄糖转运蛋白(glucose transporter – 1,GLUT – 1)上调而导致的葡萄糖代谢加速,例如在分化的癌细胞等生物活性细胞中。由于己糖激酶的过度表达,引入的示踪剂在细胞中是磷化的,并以^{18}FDG – 6 – 磷酸的形式捕获示踪剂(图2 – 1)。因此,代谢活跃的恶性甲状腺细胞会浓缩这种放射性示踪剂[1]。在转移性甲状腺癌患者中,18 – 氟代乙氧基葡萄糖正电子发射体层摄影术(^{18}FDG-PET)扫描(连同^{131}I治疗后扫描)可以帮助明确肿瘤负荷。甲状腺显像中使用的不同放射性示踪剂的比较见表2 – 1。

2.6 超声检查

甲状腺位于人体表浅的颈部组织中,因此可以通过非侵入性方法(如甲状腺超声)进行检查。甲状腺超声可以对甲状腺进行检测和定位,并测量其体积。经验丰富的超声诊断师可以用使用超声区分先天性甲状腺功能减退症的不同病因——腺体发育不全、腺体正常或腺体异位。如果靠近气管或胸腺组织的低回声结构被误认为甲状腺组织,超声检查可能会得出错误的结论[2]。如果同时使用多普勒血流检测,超声就有助于区分血流增加的功能亢进的腺体和血流减少的结构破坏性甲状腺炎[3]。

甲状腺超声的最佳用途是分辨甲状腺结节。如果在体检时触诊到甲状腺结节,或在其他影像学检查中偶然发现甲状腺结节,建议做甲状腺超声检查以进一步确定结节的特征。某些超声特征提示恶性风险较高,需要细针抽吸活检(FNAB)。在接受甲状腺结节评估的儿童中,最值得关注的特征是至少1cm 的固体成分、低回声、边缘不规则、结节血流量增加、微钙化,以及同时出现的结构异常的颈部淋巴结,此时应考虑 FNAB[4]。对存在不对称性甲状腺肿大或可触及的肿大颈部淋巴结的自身免疫性甲状腺炎患儿也应行甲状腺超声检查,寻找微钙化以发现浸润性乳头状甲状腺癌[4]。美国甲状腺协会(ATA)的管理指南建议,一些可疑的特征有助于甲状腺恶性肿瘤的风险分层,并根据病变的大小决定是否继续进行 FNAB。可疑特征包括微钙化、结节低回声、边缘不规则、横切面纵横比 >1,但是结节内存在血流信号不能提示恶性,特别是乳头状甲状腺癌[5]。成人的甲状腺结节大小及特征有助于决定是否继续进行 FNAB。最可疑的尺寸特征阈值为 1cm,1.5cm 低度可疑,而对于风险非常低的可疑病变,则使用 2cm 的阈值[5]。另一个甲状腺超声报告系统是美国放射学会甲状腺成像、报告和数据系统(American College of Radiology thyroid imaging reporting,and data system,ACR-TI-RADS),该系统使用全点测定法对 TR1(良性)~ TR5(高度可疑)的分化型甲状腺癌的风险进行分层。根据风险分层和结节大小,ACR-TI-RADS 结果指导超声随访或是否行 FNAB 和间隔时间[6]。ATA 和 ACR-TI-RADS 系统的分类法都已在儿童群体中得到验证,仅有少许误判的危险情形[7]:①硬化性变异型乳头状甲状腺癌,表现为弥漫性浸润,充满点状病变(不一定是局灶性病变);②甲状腺内存在胸腺组织;③淋巴结转移率较高时;④中间类型结节恶性肿瘤发生率较高时。虽然 ATA 和 ACR-TI-RADS 系统都有助于确定癌症风险并评估是否需要进行 FNAB,但病灶大小的阈值尚未在儿童群体中得到验证。

2.7 CT 和 MRI

一般情况下,甲状腺的定性不需要进行 CT 和 MRI 检查。然而,颈部和肺部 CT 可以帮助确定甲状腺癌(乳头状癌和髓样癌)患者的颈部和纵隔淋巴结以及肺实质的特征。对于软组织转移,如骨髓、肝脏和腹部淋巴结,可以使用 MRI[8]。这些方法尤其适用于转移性甲状腺癌计划再次手术的患者,或用于评估预后和制订化疗计划。

参考文献

[1] Giovanella L, Avram AM, Iakovou I, et al. EANM Practice Guideline/SNMMI Procedure Standard for RAIU and Thyroid Scintigraphy. Eur J Nucl Med Mol Imaging, 2019, 46(12):2514－2525.

[2] Livett T, LaFranchi S. Imaging in Congenital Hypothyroidism. Curr Opin Pediatr, 2019, 31(4):555－561.

[3] Ross DS, Burch HB, Cooper DS, et al. 2016 American Thyroid Association Guidelines for Diagnosis and Management of Hyperthyroidism and Other Causes of Thyrotoxicosis. Thyroid, 2016, 26(10):1343－1421.

[4] Francis GL, Waguespack SG, Bauer AJ, et al. Management Guidelines for Children with Thyroid Nodules and Differentiated Thyroid Cancer. Thyroid, 2015, 25(7):716－759.

[5] Haugen BR, Alexander EK, Bible KC, et al. 2015 American Thyroid Association Management Guidelines for Adult Patients with Thyroid Nodules and Differentiated Thyroid Cancer: The American Thyroid Association Guidelines Task Force on Thyroid Nodules and Differentiated Thyroid Cancer. Thyroid, 2016, 26(1):1－133.

[6] Tessler FN, Middleton WD, Grant EG, et al. ACR Thyroid Imaging, Reporting and Data System (TI-RADS): White Paper of the ACR TI-RADS Committee. J Am Coll Radiol, 2017, 14(5):587－595.

[7] Martinez-Rios C, Daneman A, Bajno L, et al. Utility of Adult-Based Ultrasound Malignancy Risk Stratifications in Pediatric Thyroid Nodules. Pediatr Radiol, 2018, 48(1):74－84.

[8] Kushchayev SV, Kushchayeva YS, Tella SH, et al. Medullary Thyroid Carcinoma: An Update on Imaging. J Thyroid Res, 2019, 2019:1893047.

儿童先天性甲状腺功能减退症

Gail Mick

3.1　引　言

　　甲状腺素是儿童正常发育必需的激素，尤其是在生命的初期，这个时间段正是大脑和身体发育的关键时期。自 20 世纪 70 年代起，发达国家开始了针对先天性甲状腺功能减退症（congenital hypothyroidism，CH）的新生儿筛查

(newborn screening,NBS),这一举措从根本上消除了这种疾病所引起的神经认知残疾。而在过去的几十年中,早期诊断和高剂量左甲状腺素治疗又进一步改善了该疾病的预后。然而,令人遗憾的是,尽管 CH 已被证明会对患者产生终生的影响,但仍有评估表明,全球每年新出生的1.27亿婴儿中只有30%接受了针对 CH 的新生儿筛查。CH 包括由甲状腺发育/遗传缺陷引起的一系列原发性甲状腺功能减退症(primary hypothyroidism,PH),以及由下丘脑 — 垂体异常调节引起的中枢性甲状腺功能减退症(central hypothyroidism,CCH)。为了进行最佳的诊断实践和疾病管理,我们必须了解新生儿筛查的指导方针和面对的困难,以及 CH 的病理生理学。随着新生儿筛查方案和诊断临界值的变化,轻症病例检出增多,导致 CH 的发病率有所上升。而且,早产儿的下丘脑—垂体—甲状腺轴发育不成熟及医疗护理复杂,也引发了暂时性和永久性 CH 患儿数量的激增。因此,我们仍需要进一步研究和了解治疗这些轻症 CH 患儿所带来的风险和益处。而现阶段的治疗策略要求对受影响的婴儿进行快速诊断,并最好在 2 周龄时用 $10 \sim 15\mu g/(kg \cdot d)$剂量的左甲状腺素进行治疗,并进行频繁的随访评估患儿的生长、发育和甲状腺水平,这对于保持良好的治疗结果非常关键。如果处理得当,CH 患儿将会有一个很好的长期预后。

3.2 简 介

先天性甲状腺功能减退症(CH)包括甲状腺疾病(如 PH)和下丘脑—垂体轴疾病(如 CCH)。也有一些非中枢性甲状腺激素转运和作用异常的罕见疾病,但不在本书的讨论范围之内。CH 可以进一步分为永久性(终生依赖甲状腺激素)和暂时性(出生时发现暂时性甲状腺功能减退,在 2～3 岁时消失),后一类别常常包括早产儿和甲状腺位置/大小正常的轻症 CH 患儿。

CH 是引起可预防性智力残疾的最常见病因,全世界有约 70% 的新生儿没有接受针对 CH 的新生儿筛查。从全球来看,母体碘缺乏性甲状腺功能减退尤其重要,因为胎儿在妊娠 10～12 周发育成自身功能性甲状腺组织之前完全依赖母体产生甲状腺激素。广泛的食盐碘化是消除这种营养缺乏的方法。尽管存在甲状腺功能减退,但是大多数患有 CH 的婴儿在出生时看起来正常。有两个因素对胎儿大脑起到了保护作用,一是母体甲状腺产生的甲状腺素提供了胎儿所需甲状腺素量的 25% ~ 50% ;二是脑内 T_4 向其生物活性代谢物 T_3 的转化增强,使激素功效最大化。因此,对于母亲甲状腺功能正常的先天性甲状腺功能不全婴儿来说,通过新生儿筛查进行早期检测并及时给予治疗,会极大地提高婴儿的神经认知功能发育[1]。

3.3 原发性甲状腺功能减退症

甲状腺发育不良(thyroid dysplasia,TD)出现在 85% 的原发性甲状腺功能减退症(PH)病例中,包括完全缺失(闪烁照相术的检出率为 15% ~ 33%)、半缺失、发育不全和异位(闪烁照相术的检出率为 48% ~ 51%)。异位甲状腺是由于甲状腺原始细胞从初始的近舌根部向气管前方的最终位置迁移的过程中出现了不完整的尾部迁移。而异位残余组织发育不良就不能满足产后甲状腺激素的需求。目前对 TD 的遗传原因了解很少,甲状腺和其他组织发育中的转录因子突变可能是原因之一。需要注意的是,TD 的 5 个单基因原因[常染色体显性(AD)或隐性(AR)遗传]:①TSH 受体失活突变,包括 G 蛋白信号缺陷(AR);② NXK2 - 1 或脑 - 肺甲状腺综合征(brain-lung thyroid syndrome,AD);③ PAX8 (AD);④FOXE - 1 或 Bamforth-Lazarus 综合征(AR);⑤ NKX2 - 5。

甲状腺激素生物合成(激素单合成障碍)的遗传原因大约占 PH 的 10% ~ 15%,并且通常在出现时是隐性/纯合的。轻度杂合子变异可以导致甲状腺功能减退,这种甲状腺功能减退可能被新生儿筛查检测到,也有可能检测不到。甲状腺激素生物合成过程需要几个连续的步骤,如果缺乏这些步骤,可能会导致 PH。首先,血液中的碘化物通过基底膜上的钠 - 碘转运体(NIS)进入细胞;其次,通过顶膜 Pendrin 复合物(不依赖钠的氯 - 碘转运体)(SLC26A4/PDS)在甲状腺细胞中积累。甲状腺过氧化物酶(thyroid peroxi-dase,TPO)催化甲状腺球蛋白(thyroglobulin,TG)上酪氨酸残基的碘化,以及耦合这些碘化酪氨酸以形成 3,5,5' - T_3 和 3,5,3',5' - T_4。TPO 的有机化过程需要双氧化酶 1 (DUOX1)和双氧化酶 2 (DUOX2)产生过氧化氢。碘酪氨酸脱卤酶 1 (DEHAL1)回收和再利用未结合到游离甲状腺激素中的碘酪氨酸。较明显的甲状腺肿和 CH 家族史常常伴随甲状腺激素生物合成障碍。

提示 CH 病因的临床线索包括听力损失[彭德莱综合征(Pendred syndrom,又称家族性呆小聋哑症),SLC26A4/PDS]、腭裂(Bamforth-Lazarus 综合征,FOXE1)、泌尿生殖系统畸形(PAX – 8)、心脏畸形(NKX2 – 5)、婴儿呼吸窘迫综合征和舞蹈病(NK2X – 1),以及伴有心脏畸形的 DiGeorge 综合征(又称第三、四咽囊综合征,TBX1)。由于过量的 3 型脱碘酶(肝血管瘤)或蛋白质丢失(先天性肾病综合征)所引起的消耗性甲状腺功能减退症可在潜在病因被解除后,转变为具有治疗价值的新生儿原发性甲状腺功能减退症(PH)。

随着检测方案的改进,30% ~ 40% 的 CH 婴儿表现为正位甲状腺(正常位置和大小)。正位性 CH 通常是暂时性的,但也可能表现为永久性,这可能是由于甲状腺激素合成存在轻度缺陷。母体因素,包括碘缺乏或过量,以及经胎盘获得的母体 TSH 受体阻断抗体,可引起新生儿不同程度的正位性低甲状腺素血症。暂时性的正位原发性 CH 也常见于早产儿和危重新生儿的诊断。出生后的因素,如局部消毒剂和放射造影剂所引起的过量碘暴露可导致低甲状腺素血症。对于这些婴儿通常进行为期 3 年的左甲状腺素治疗,最后行左甲状腺素短期停药试验,最终判断是暂时性还是永久性 CH。

3.4　中枢性先天性甲状腺功能减退症

据广泛报道,中枢性先天性甲状腺功能减退症(central congenital hypothyroidism,CCH)的患病率为 1/(16 000 ~ 100 000)。如果应用基于 T_4 的方法,可能通过新生儿筛查发现 CCH,然而,许多病例都是在婴儿期和儿童期获得诊断的。与 CCH 可能相关的临床线索包括中线缺陷(唇腭裂、器官间距过远、眼球震颤)以及其他垂体激素缺乏的证据。伴有黄疸的淤胆型肝炎是公认的全垂体功能减退症引起 CCH 的新生儿表现。相关的中枢肾上腺功能不全和生长激素缺乏可能伴有低血糖、喂养不良和心血管损害。关于 CCH 合并垂体功能减退的治疗,有建议支持在开始使用甲状腺激素之前识别和治疗任何相关的中枢性肾上腺功能不全,以避免诱发潜在的肾上腺危象。下丘脑/垂体发育中的遗传缺陷、脑肿瘤和单纯的 TRH/TSH 生成不足也可能表现为 CCH。TSHβ 亚单位的罕见突变可能导致促甲状腺素信号通路受损,以及因实验室方法不同,出现促甲状腺激素值高低不同的令人困惑的复杂情况。引起 CCH 的暂时性病因通常与急性围产期疾病有关,包括正常甲状腺疾病综合征和抑制下丘脑—垂体功能的药物的暴露,如糖皮质激素和多巴胺。

3.5 新生儿筛查

通过新生儿筛查(NBS)早期发现和治疗先天性甲状腺功能减退症(CH)可以避免 CH 的经典临床表型及其严重的神经发育后遗症。过去几十年在发达国家中 CH 的患病率从 1/3 500 上升到大约 1/1 800。导致这一变化趋势的因素包括优化后 NBS 诊断临界值的降低、人口结构的变化和极早产儿数量的增加。总之,由于多胞胎和早产,西班牙人和亚洲人的 CH 发病率较高。NBS 的检测方法各有不相同,可使用新生儿脐带血标本单独检测 T_4、$TSH^{[2]}$,同时检测 T_4 和 TSH,或者是反应性 TSH 初级测定 T_4 法(primary T_4 with reflex TSH),每种方法各有优点,以 TSH 为主的检测是最敏感的方法。T_4/TSH 组合方法可以检测 CCH 和甲状腺结合球蛋白(TBG)缺乏症。为了转换成全血的数值,过滤卡筛选 TSH(mIU/L)×2.2 即为血清 TSH。例如,全血 TSH = 20mIU/L 相当于血清 TSH = 44mIU/L。在出生的前 24h,TSH 的生理性激增否定了这一过渡间期的诊断价值。在美国,最初的 NBS 标本是在出院前(产后 24～72h)获得的。这种较早的出院时间需要更高的初始血斑法 TSH 诊断临界值,以避免过多的产后残余 TSH 激增所引起的假阳性结果。2～4 周龄正常婴儿的的血清 TSH<10mIU/L。美国的一些州对婴儿在 1～6 周龄时进行第二次血检,检测出高达 20% 以上的 CH 病例,包括永久性 $CH^{[3]}$。CH 的严重程度根据诊断时的血清 FT_4 定义,范围从重度(FT_4 < 0.39ng/dL)到轻度[FT_4 = (0.78～1.16)ng/dL]。对早产儿和重病婴儿应进行一系列随访 NBS,以检测与孕周相关的甲状腺功能变化趋势以及与危重疾病相关的异常。特别值得注意的是,碘化造影剂、多巴胺和糖皮质激素会对新生儿的甲状腺激素水平产生不利影响。

3.6 临床表现

由于早期筛查,典型的严重、未经治疗的 CH 临床病例并不常见,但这些患儿可能伴有长期黄疸、皮肤冰冷斑驳、巨舌、脐疝、面部浮肿和后囟门增宽,其他特征包括嗜睡、喂养不良、便秘和过期妊娠。甲状腺肿大表明甲状腺激素合成有缺陷。重要的是要考虑其他潜在的相关疾病,包括先天性心脏病、听力丧失、21 三体综合征以及遗传或综合征性甲状腺疾病(将在 PH 部分讨论)。病史中应考虑过量碘暴露、母体甲状腺疾病和兄弟姐妹患有 CH 的家族史。

3.7 验证性甲状腺实验室检查

美国医学遗传学会(American College of Medical Genetics,ACMG)提供的 "ACT"表和算法可以解释和分类新生儿筛查血斑检测结果(网址为 www. acmg. net/ACMG/Medical-Genetics-Practice-Resources/ACT _ Sheets _ and _ Algorithms. aspx)。各州卫生部门也在其网站上准备针对特定地区 NBS 结果提供指南。共识性声明建议,如果初始血斑 TSH≥40mIU/L(年龄 >24h),应在进行确认血清甲状腺检测(FT₄ 和 TSH)之前开始使用左甲状腺素治疗。如果血斑 TSH <40mIU/L,那么在开始治疗前可以复查血斑或血清化验。即使 FT₄ 正常,血清 TSH 持续升高 >20mIU/L 也应给予治疗。甲状腺球蛋白的基线水平也是有助于评估残余甲状腺组织量的指标,同时也补充解释了诊断性影像学结果。如果母亲存在自身免疫性甲状腺炎,婴儿或母亲的检测项目应包括促甲状腺激素受体阻断抗体。如果怀疑新生儿或哺乳母亲碘摄入过量,测量尿碘可能会有助于诊断。如果血液学结果显示健康男婴的 T₄ 降低、TSH 水平正常,表明可能存在与 X 染色体相关的 TBG 缺乏症,应当测定甲状腺结合球蛋白(thyroid-binding globulin,TBG)水平。如果考虑可能存在中枢性甲状腺功能减退,应进行垂体/下丘脑的初次测试,包括电解质、葡萄糖、皮质醇和生长激素测试。

3.8 诊断性影像学检查

• CH 新生儿的初始影像学检查。最初的诊断性甲状腺成像方法旨在定位和量化甲状腺组织。这些解剖学信息在向父母提供长期医疗计划建议时尤其有用。彩色多普勒超声描绘了甲状腺体积,评估其是正常、增大还是发育不良。然而,在活跃的新生儿中可能会遗漏少量异位甲状腺组织。反映甲状腺组织含量的血清甲状腺球蛋白是这种情况下有用的补充检测。如果彩色多普勒超声没有发现甲状腺组织,但可以检测到血液 TG,那么可能存在异位甲状腺组织。如果甲状腺很大但检测不到 TG，就可以确定存在纯合的 TG 突变。锝 99m（^{99m}Tc）闪烁照相术是识别具有功能性的甲状腺组织最简单的方法，因为同位素可通过甲状腺细胞上的钠 - 碘转运体（NIS）进入细胞。但是该试验存在一个缺点，其依赖于 TSH 升高后对^{99m}Tc 的摄取，因此，必须在接受左甲状腺素治疗之前或治疗的第 1 周内进行检测。对于远距离就医的家庭可能无法采用这种方式。^{123}I 闪烁扫描法类似于^{99m}Tc，但^{123}I 是结合到内源性甲状腺素中，这对于新生儿成像是不实际的，因为同位素必须预先订购，并且测试的持续时间长。严重的 CH 病例应进行双侧膝关节 X 线检查，评估骨成熟情况，正常的股骨和胫骨骨骺核缺乏与神经认知预后较差相关。

● **CH 患儿的后期诊断性影像学检查。** 3 岁后，当短暂的低甲状腺素血症所带来的潜在神经认知损害被认为可以忽略不计时，可逐渐减少或停止甲状腺素治疗以进行^{99m}Tc 成像。重复超声检查也能揭示之前超声检查发现的解剖界限。如果怀疑碘缺乏症，检测高氯酸盐排放的^{123}I 吸收情况可以鉴别碘吸收和碘有机化的缺陷。

3.9　早产儿筛查

尽管早产儿约占所筛查新生儿的 1%，但罹患 CH 的早产儿占 CH 患儿的 10%～17%。患 CH 的超低出生体重（< 1 000g）或极低出生体重（1 000～1 500g）婴儿的检测和治疗都极为困难。早产导致正常产后促甲状腺激素激增延迟（dTSH），并伴有低甲状腺素血症，这归因于下丘脑—垂体轴的发育不成熟。回顾性队列研究表明，dTSH 发生在婴儿 2～8 周龄时，在小于 32 周龄的婴儿中 dTSH 的发生率高达 1/64。由于早产儿中 dTSH 的高患病率，建议这些婴儿在出生至 16 周（取决于胎龄）进行 2～3 次连续新生儿筛查（NBS）或血清 FT_4 和 TSH 检测。对患有 dTSH 的早产儿进行的有限的纵向随访调查揭示了一系列最终诊断，包括短暂性 CH、持续性轻度甲状腺功能减退（FT_4 正常时，TSH 轻度升高）以及一些永久性 CH。患有 dTSH 的婴儿是否会因轻度或短暂的 CH 而出现长期神经认知的不利后果目前尚无定论。

3.10 治 疗

一旦怀疑新生儿患有 CH,应进行实验室血清检测以确诊。在实验室结果出来之前应立即开始治疗,给予患儿每天口服 10 ~ 15μg/kg 左甲状腺素。最高剂量范围建议用于严重低甲状腺素血症的婴儿。药物使用方法为将左甲状腺素片压碎,混合少量水或牛奶给婴儿服用。条件允许时,医生应指导患儿家庭避免同时使用大豆配方奶粉、抗反流药物、口服钙和铁补充剂,因为这些食物及药物会影响左甲状腺素的胃肠道吸收。

3.11 随 访

开始治疗后,首次实验室检测在治疗后 1 ~ 2 周时进行,目标是使甲状腺激素水平恢复正常。此后,在婴儿 6 月龄前,每月检测血清 FT$_4$ 和 TSH,至 12 月龄;之后每 1 ~ 2 个月检测一次,然后至 3 岁;之后每 3 ~ 4 个月检测一次;3 岁后,每年进行 2 次甲状腺激素水平检测通常就足够了。完全甲状腺缺失或服药依从性不佳的患儿的检测频率可能增加,治疗目标是将血清 FT$_4$ 维持在较高的正常范围内,TSH 为 2 ~ 4mIU/L。纵向数据证实,低甲状腺素血症的迅速正常化可极大地提高患儿的认知能力。而且过度治疗(定义为血清 T$_4$ 持续超常升高并抑制 TSH)对患儿的神经认知也会产生不利后果。定期临床随访应包括仔细审查患儿的生长和发育进展。如果检测到神经认知或语言发育延迟,应早期采取干预发育的措施。

3.12 再次评估

对于甲状腺解剖正常的患儿,可在 3 岁时尝试停用左甲状腺素。接受治疗时(1 岁后)所有促甲状腺激素值保持在 10mIU/L 以下的患儿,以及自出生以来需要最低剂量或无剂量增加的患儿,更有可能成功停用左甲状腺素。如果停用左甲状腺素后,血清 TSH 仍低于 6mIU/L,且 FT$_4$ 正常,则可确诊为暂时性 CH。如果 TSH 保持在 6 ~ 10mIU/L,同时 FT$_4$ 正常时,建议进行一系列的实验室随访,以评估相关趋势。TSH 升高 ≥10mIU/L,伴或不伴有 FT$_4$

的进行性减少是不正常的,建议重新开始使用左甲状腺素治疗。FT$_4$正常的持续性轻度甲状腺功能减退症(TSH 6 ~ 8mIU/L)患者的长期预后存在争议。引起这种实验室检查改变的潜在病因包括促甲状腺激素受体的小突变,该突变改变了促甲状腺激素结合或受体后(G 蛋白)信号通路。系列案例报道表明,大约54%的正位性 CH 患者为暂时性 CH,可以停用药物治疗。21 三体综合征患者有甲状腺功能失调的终生风险,尝试停药效果并不理想。

3.13 远期疗效

在新生儿筛查出现之前,与未经治疗的 CH 相关的严重智力残疾[智商(IQ)<70]就已经基本消失。然而,对一些接受过治疗的患儿进行纵向随访发现,其仍持续显示出轻微的神经认知和行为缺陷,这些缺陷与治疗的初始年龄和出生时低甲状腺素血症的严重程度有关。关于如何分析诸如社会教育状况和甲状腺替代治疗时限等混杂变量的问题,目前仍未解决。然而,早期接受治疗的患儿总体预后仍然很好,而且他们能够融入正常的社会生活且接受不受限制的教育,这一点非常值得关注。

参考文献

[1] Leger J, Olivieri A, Donaldson M, et al. European Society for Paediatric Endocrinology Consensus Guidelines on Screening, Diagnosis, and Management of Congenital Hypothyroidism. J Clin Endocrinol Metab,2014,99(2):363 – 384.
[2] LaFranchi SH. Approach to the Diagnosis and Treatment of Neonatal Hypothyroidism. J Clin Endocrinol Metab,2011,96(10):2959 – 2967.
[3] Connelly KJ, Lafranchi SH. Detection of Neonates with Mild Congenital Hypothyroidism (Primary) or Isolated Hyperthyrotropinemia: An Increasingly Common Management Dilemma. Expert Rev Endocrinol Metab,2014,9(3):263 – 271.

儿童获得性甲状腺功能减退症

Grace Dougan, Anne Lenz

4.1 引 言

在发达国家,获得性甲状腺功能减退症主要是由自身免疫性甲状腺疾病(autoimmune thyroid disease,AITD)引起的,这是美国儿科患者发生甲状腺疾病的主要原因[1]。在发展中国家,缺碘或地方性甲状腺肿大仍然是甲状腺功能减退症的重要原因,这影响了世界 1/3 人口的健康[2]。获得性原发性甲状腺功能减退症不太常见的病因还包括亚急性甲状腺炎、急性碘中毒、术后甲状腺功能减退、辐射暴露、染色体异常和药物相关的甲状腺功能减退。甲状腺功能减退症的第二和第三类获得性原因与垂体和下丘脑损伤(如肿瘤、低灌注、垂体炎、局部放射、术后和脑外伤)直接相关,临床上较少见。

4.2　自身免疫性甲状腺疾病

　　1912 年, Hakaru Hashimoto 博士首次记录了连续就诊的 4 名女性患者,她们的甲状腺标本存在明显的炎症细胞浸润、局部纤维化和甲状腺的典型细胞结构丧失等病理改变,当时的病理学知识不足以解释这种病理改变的原因。后来,这种改变被认为是一种单独的疾病,现在被称为桥本甲状腺炎(慢性淋巴细胞性甲状腺炎)或自身免疫性甲状腺炎。自身免疫性甲状腺炎是由于甲状腺受 T 细胞介导的炎性浸润,表现出一系列的病理改变,从偶发甲状腺肿到亚临床甲状腺功能减退,再到明显的甲状腺功能障碍。甲状腺功能减退症的进展可能较缓慢,并且大多数患者在诊断时生化和临床甲状腺功能是正常的。其症状往往是非特异性的,与其他疾病存在重叠。患者常常抱怨乏力、沮丧、不耐受寒冷、头发稀疏、皮肤干燥、皮疹、轻度体重增加、便秘、身材矮小、青少年患者青春期延迟和月经不调。患者的体格检查结果各不相同,可能有孤立的非触痛性甲状腺肿大、胡萝卜素血症、心动过缓、深部腱反射减慢、乳房发育但阴毛缺失、线性生长停滞和黏液性水肿。与 AITD 相关的甲状腺肿大通常是对称的,触诊时坚硬或有弹性,形态不规则或卵石状,无痛[3]。AITD 患者的甲状腺结节发生率可能会增加,和对待其他原因引起的甲状腺结节一样,应该对其进行监测。严重、长期未治疗的甲状腺功能减退的后遗症包括贫血,总胆固醇和 LDL 升高,肌酐和转氨酶升高,以及假性月经初潮。甲状腺功能减退时,患儿的骨骼成熟进程减慢,骨龄通常延迟,有时与疾病发作一致,但与青春期发育检查结果不一致(见彩图 4-1)。在某些甲状腺功能显著减退的病例中,垂体和蝶鞍增大的原因是分泌促甲状腺激素(TSH)的促甲状腺细胞增生。在少数病例中,AITD 可能出现短暂的轻度甲状腺功能亢进,这与腺体内预先形成的甲状腺激素释放有关,称为"桥本甲状腺毒症"。在短暂的甲状腺激素过量期后,甲状腺功能减退随之而来。随着时间的推移,仍有很大比例的青少年的轻度甲状腺功能减退会完全缓解,如果实验室检查与亚临床甲状腺功能减退一致,可能无须治疗。

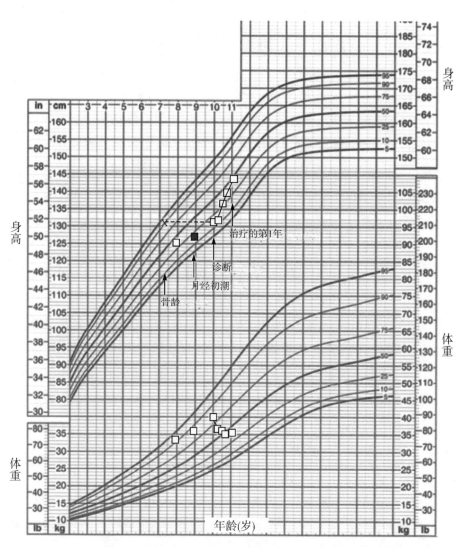

图 4-1　一名 10 岁的既往健康的女童在例行儿童健康检查中表现为身材矮小。骨龄(X)
延迟 3.5 年,但孩子 9 岁初潮,乳房评估为 Tanner 4 期,无阴毛,检测提示促甲状腺激素
(TSH)显著升高。随着左甲状腺素的应用,患儿线性生长加快,体重符合比例,在治疗的第
1 年,由于没有月经,乳房组织出现退化。这是一个罕见的 Wyk-Grumbach 综合征案例

　　如果患者的甲状腺功能正常,那么由甲状腺功能减退引起的症状和并
发症应该也会消失。然而,虽然有足够的甲状腺激素替代,甲状腺肿大可能
仍会持续存在(见彩图 4-2)。由于毛发和皮肤细胞更新需要时间,其检测

结果可能需要更长时间才能完全获得,这个过程包括最初的脱发量增加,而后毛发周期恢复正常。当甲状腺功能测试正常或仅表现为轻度异常时,应寻找引起疲劳、抑郁、便秘和伴随症状的其他原因。

肥胖本身可导致 TSH 水平轻度升高(通常 TSH < 8mIU/mL),称为肥胖性高促甲状腺激素血症,应与甲状腺本身的病理改变或 AITD 相鉴别。在单纯严重肥胖、非特异性疲劳或抑郁的情况下,筛查甲状腺功能减退通常会产生轻度异常结果。这些患者的临床症状不应完全归因于甲状腺疾病,也不应指望通过治疗轻度升高的 TSH 水平和正常的游离甲状腺素水平改善症状。通过控制饮食和锻炼显著减轻体重可使肥胖性高促甲状腺激素血症的甲状腺功能实验室检查结果正常[4,5]。目前的医学证据不能确定对患有亚临床甲状腺功能减退的肥胖儿童进行治疗或支持治疗会带来收益。

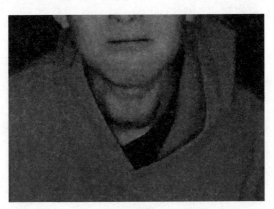

图 4-2　一名 10 岁的患有自身免疫性甲状腺疾病的儿童,生化指标正常,伴有中度甲状腺肿大

4.3　获得性甲状腺功能减退症的其他原因

亚急性甲状腺炎的临床表现为甲状腺肿大和质软,可能是由病毒介导的炎症引起的,患者最初可能伴有发热和其他病毒感染症状。亚急性甲状腺炎时,甲状腺功能可能亢进或减退,通常持续 1~2 个月。非甾体抗炎药或皮质类固醇可以改善腺体的压痛,β 受体阻滞剂可以改善甲状腺功能亢进的症状。与 AITD 一样,甲状腺功能减退症也可采用左甲状腺素治疗,但疗程可能较短。

碘缺乏和碘过量都会导致甲状腺功能减退。膳食碘的主要来源包括碘盐、海藻、海带、含碘面包、生面团柔软剂、鸡蛋和乳制品。含碘补充剂和维生素也是摄入碘的重要途径。成人从膳食和补充来源摄入碘的正常推荐摄入量为150μg/d,导致碘缺乏的低碘饮食通常低于50μg/d。美国甲状腺协会(ATA)建议任何补充碘的摄入量应低于500μg/d,以避免碘过量引起的毒性作用。过量碘暴露也可能来自放射研究、心脏导管插入术的含碘造影剂或局部应用的含碘制剂,如必妥碘。婴儿和早产儿由于体表面积小和皮肤成熟度低,使用必妥碘做手术准备时暴露于碘的风险更高。暴露于过量碘会诱发 Wolff-Chaikoff 效应,即通过抑制甲状腺碘有机化来减少甲状腺激素的产生。7~10d 内,大多数患者会摆脱这种甲状腺激素减少的困境,但有些患者可能会因暴露于过量碘而表现出长期的甲状腺功能减退症状。既往有甲状腺病理性改变的患者(甲状腺手术、亚急性甲状腺炎、AITD 等)及新生儿,在暴露于大剂量碘后长期甲状腺功能减退风险可能更高。有报道表明,在怀孕和哺乳期间服用过量碘的妇女所生育的婴儿可能会出现暂时性先天性甲状腺功能减退症。由于每天的血清碘水平变化很大,所以它不是判断碘充足的可靠标志[6,7]。然而,儿童和成人的尿碘含量超过300μg/L 或孕妇的尿碘含量超过500μg/L 时,会被认为是碘过量。干血斑中的甲状腺球蛋白水平也可能是碘状态的指标[8]。

医源性获得性甲状腺功能减退症包括因甲状腺结节、甲状腺癌、格雷夫斯病、行甲状腺全切术或甲状腺侧叶切除术后出现的甲状腺功能减退[9]。同时,甲状腺功能减退是放射性碘消融和甲亢的治疗目标。在这些临床情况下,应该建议患者终身进行甲状腺激素替代治疗。

已知几种染色体异常与甲状腺功能减退症的风险增加有关,包括唐氏综合征(21 三体综合征)、特纳综合征(Turner syndrome,又称性腺发育障碍症)和较少数的细精管发育障碍症(klinefelter syndrome,克兰费尔特综合征)。10%~30% 的特纳综合征女孩会发展为 AITD,甲状腺功能筛查应在疾病诊断时及其后的每1~2 年进行[10]。由于 AITD、先天性甲状腺功能减退和轻度激素失调等因素,甲状腺疾病在唐氏综合征中更常见。针对 21 三体综合征的甲状腺疾病筛查应在出生后第 6 个月和第 12 个月进行,此后每年进行一次[11]。如果 TSH 水平升高,应开始使用左甲状腺素治疗,并参照 AITD 的治疗剂量给药。在克兰费尔特综合征中,成人患者的自身免疫性甲状腺疾病发生率往往较高。没有证据证明儿童克兰费尔特综合征患者应进行常规的甲状腺功能评估,但有研究支持在 10 岁或更早时对儿童进行甲状腺疾病的年度筛查[12]。

已知几种药物可通过抑制甲状腺激素分泌(乳锂、胺碘酮和氨基谷氨酰胺)、引发甲状腺炎[如干扰素、白细胞介素(IL)-2 和舒尼替尼]或抑制 TSH 水平(如糖皮质激素、多巴胺激动剂、生长抑素类似物、雷西素、卡马西平和奥卡西平)诱导甲状腺功能减退[13]。通常在停用这些药物后甲状腺功能减退症状会有所缓解,药物诱导的甲状腺功能减退症的治疗与自身免疫性甲状腺功能减退症的治疗没有区别。

4.4 诊断性评估

如果通过分析患儿的病史和各项检查怀疑甲状腺功能异常时,应首先进行实验室检查。获得性原发性甲状腺功能减退症主要推荐检测血清 TSH 水平以进行评估。目前,有观点反对在没有甲状腺肿大或青春期提前的情况下,对具有良好线性生长模式的肥胖儿童进行甲状腺功能的常规筛查[14]。第三代 TSH 测定法的功能灵敏度 <0.020mIU/L,逐渐取代了第二代测定法。在原发性甲状腺功能减退症中,患者的 TSH 水平会升高。如果 TSH 检测结果异常,则推荐检测 FT_4 水平。在亚临床疾病中,FT_4 水平是正常的,但是随着甲状腺疾病的严重程度增加,其水平会降低。游离甲状腺指数(free thyroid index, FTI)是甲状腺素总量和三碘甲状腺原氨酸摄取量(triiodothyroninr uptake, T_3U)的乘积。对于原发性甲状腺功能减退,FTI 是低血清游离甲状腺素的标志。FT_4 直接测量法已经取代了在异常血清甲状腺结合蛋白情况下计算 FTI。当抗甲状腺过氧化物酶抗体和抗甲状腺球蛋白抗体水平升高时,证实了甲状腺功能减退的潜在病因是 AITD。但是,即便是存在淋巴细胞浸润腺体的病理证据,有一小部分 AITD 病例的甲状腺自身抗体也是阴性的。一项研究表明,抗体阴性的甲状腺疾病的发展进程可能更缓慢[15]。当混杂因素导致标准 FT_4 检测结果可能与临床表现或 TSH 结果不匹配时,平衡透析测定 FT_4 值是一个额外的选择。维生素 H 是一种会干扰 FT_4 实验室检测结果的物质,大多数实验室建议在检测前 72h 停止服用该维生素,以提高结果的可靠性。在评估获得性甲状腺功能减退时,T_3 和 rT_3 水平

没有临床意义,不应在门诊上单独用作甲状腺疾病的实验室检查标准。

在二级和三级获得性甲状腺功能减退症中,首选的筛查评估方式是直接检测游离甲状腺素和 TSH 水平。单独检测 TSH 水平不太可靠,因为其结果可能在低值、正常值和高值之间变化。孤立性甲状腺缺陷在二级/三级甲状腺功能减退症中很罕见,应额外筛查垂体缺陷。

在大多数甲状腺功能减退的情况下,无须对甲状腺进行超声检查。但是超声可用于以下临床情况:①肥胖,甲状腺查体受限;②甲状腺肿大,妨碍对甲状腺结节进行可靠的体格检查;③不对称的甲状腺肿;④可触及的散在结节。

4.5　获得性原发性甲状腺功能减退症的治疗

获得性原发性甲状腺功能减退症的治疗可能包括对亚临床疾病的密切观察,通常针对 TSH < 10mIU/mL 时。考虑到青少年患者多达 30% 的自发缓解率,建议每 6 ~ 12 个月进行一次实验室评估[16]。在明显的甲状腺功能减退或 TSH > 10mIU/mL 的情况下,标准治疗方法是用左甲状腺素替代甲状腺激素[17]。根据甲状腺功能减退的程度,可能需要用几天到几周时间,从最初剂量调整到治疗剂量。甲状腺激素替代治疗超量或不耐受的常见症状包括睡眠困难、学习成绩下降、肌肉疾病或头痛。头痛继发于短暂的颅内高压,这是由于脑脊液的产生量超过了颅内空间的排出能力。应减少用药剂量直到该症状缓解,并在几周内再次尝试增加剂量以提高患者的耐药性。因为脱碘酶可以根据身体的需要将 T_4 转化为生物活性 T_3,随着左甲状腺素升高血清 T_4 水平,内源性激素的产生剂量发生了变化。儿童应用左甲状腺素完全替代甲状腺激素的剂量,较青少年和成人更高。典型的完全替代剂量以"$\mu g/(kg \cdot d)$"表示,具体如下:①婴儿为 10 ~ 15$\mu g/(kg \cdot d)$;②幼儿和学龄前儿童为 6 ~ 10$\mu g/(kg \cdot d)$;③青春期前至青春期早期儿童为 2 ~ 4$\mu g/(kg \cdot d)$;④成人为 1.5 ~ 2$\mu g/(kg \cdot d)$。根据 TSH 水平升高的程度,较低剂量的左甲状腺素即可以满足治疗要求。左甲状腺素有助于控制某些患者的甲状腺肿,已被用于甲状腺功能正常或亚临床 AITD 病和甲状腺肿患者[18]。由于左甲状腺素的半衰期较长(7d),应在初始治疗后第 6 周和剂量发生变化后重复甲状腺功能检测,以评估 TSH 和 FT_4 水平。目标是将甲状腺激素水平保持在正常范围的中间值。在儿童群体中,该检测应每 4 ~ 6 个月重复一次；一旦线性增长完成，可能会间隔 6 ~ 12 个月检测一次。理想情况下患者应空腹服用左甲状腺素，但当要求将左甲状腺素与食物或其他药物分开服用时，会增加患者不遵守该药物治疗方案的风险。参照包装说明书，持续给药是优选方案[19]。

已知能减少左甲状腺素吸收的物质应避免与药物同时服用，包括钙和铁补充剂、大豆制品和抗酸剂。乳糜泻、其他吸收不良或胃酸缺乏等疾病也会减弱机体对药物的吸收。左甲状腺素的复合制剂和溶液制剂不稳定，所以对婴儿和儿童也优选片剂。片剂可以通过咀嚼或粉碎后溶于少量液体中给药。压碎的药物不应溶解在满杯或满瓶的液体中，因为患儿可能不能喝完一大杯液体，或部分药物会残留于容器壁上，导致不能完全摄入。片剂中部会有刻痕，为了获得正常的甲状腺功能，理想的给药剂量可能是半片剂量，或者是联合使用不同的两种剂量给药。

左甲状腺素的仿制制剂通常相当于原研药物，但对于某些患者来说，原研药物可能是首选。各制造商的左甲状腺素片采用与药物浓度相匹配的颜色，但不同制造商的片剂形状和大小不同。患者可能很难记清楚应服用的正确剂量，但能够通过回忆起药片的颜色帮助快速了解自己当前应服用剂量。在仿制品牌制剂和品牌产品之间进行转换不是一种理想的方案。应优先选择同一家制造商的产品，否则由于各制造商产品的甲状腺素含量可能存在差异，导致需要提前进行实验室评估。

碘塞罗宁（liothyronine，LT3）不适用于儿童获得性甲状腺功能减退症的治疗，甚至可能引起甲状腺功能亢进。同样，因干燥的甲状腺激素产品中 T_3 和 T_4 的比例也各不相同，会导致甲状腺激素剂量的不可靠和不一致。尽管有传言称这些制剂能较好地改善甲状腺功能减退的症状，但没有循证研究表明其疗效优于左甲状腺素。

4.6　非甲状腺疾病综合征

随着甲状腺功能筛查越来越容易，有一些患者没有临床症状，但是仍然需要对其异常的甲状腺实验室检查结果进行解释。在非甲状腺性病态综合征中，严重的潜在疾病和饥饿可导致 T_3 和 T_4 降低。TSH 水平降低或正常时，不太可能出现垂体和下丘脑病变。该综合征通常不需要治疗，血清甲状腺素的抑制水平反映了潜在疾病的严重程度和持续时间[20]。

参考文献

[1] Brown RS. Autoimmune Thyroiditis in Childhood. J Clin Res Ped Endo,2013,5(Suppl 1):45 –49.

[2] Zimmerman MB. Iodine Deficiency. Endo Rev, 2009,30(4):376 –408.

[3] Francis GL, Waguespack SG, Bauer AJ,et al. Management Guidelines for Children with Thyroid Nodules and Differentiated Thyroid Cancer. Thyroid,2015,25(7):716 –759.

[4] Reinehr T, de Sousa G, Andler W. Hyperthyrotropinemia in Obese Children Is Reversible after Weight Loss and Is Not Related to Lipids. J Clin Endo Met, 2006,91(8):3088 – 3091.

[5] Matusik P, Gawlik A, Januszek-Trzciakowska A, et al. Isolated Subclinical Hyperthyrotropinemia in Obese Children: Does Levothyroxine (LT4) Improve Weight Reduction during Combined Behavioral Therapy. Int J Endo,2015:792509.

[6] Connelly KJ, Boston BA, Pearce EN, et al. Congenital Hypothyroidism Caused by Excess Prenatal Maternal Iodine Ingestion. J Pediatr,2012,161(4):760 –762.

[7] Leung AM, Braverman LE. Consequences of Excess Iodine. Nat Rev Endocrinol 2014,10 (3):136 –142.

[8] Stinca S, Andersson M, Weibel S, et al. Dried Blood Spot Thyroglobulin as a Biomarker of Iodine Status in Pregnant Women. J Clin Endo Met,2017,102(1):23 –32.

[9] Ross DS, Burch HB, Cooper DS, et al. American Thyroid Association Guidelines for Diagnosis and Management of Hyperthyroidism and Other Causes of Thyrotoxicosis. Thyroid,2016,26(10):1343 –1421.

[10] Shankar RK, Backeljauw PF. Current Best Practice in the Management of Turner Syndrome. Ther Adv Endo Met,2018,9(1):33 –40.

[11] Bull MJ and the Committee on Genetics. Health Supervision for Children with Down Syndrome. Pediatrics,2001,107(2).

[12] Davis S, Howell S, Wilson R, et al. Advances in the Interdisciplinary Care of Children with Klinefelter Syndrome. Adv Ped,2016,63(1):15 –46.

[13] Haugen BR. Drugs That Suppress TSH or Cause Central Hypothyroidism. Best Prac Res Clin Endo Meta, 2009,23(6):793 –800.

[14] Choosingwisely. Org.

[15] Rotondi M, de Martinis L, Coperchini F, et al. Serum Negative Autoimmune Thyroiditis Displays a Milder Clinical Picture Compared with Classic Hashimoto's Thyroiditis. Eur J Endocrinol,2014,171(1):31 –36.

[16] Hayashi Y, Tamai H, Fukata S, et al. A Long Term Clinical, Immunological, and Histological Follow-Up Study of Patients with Goitrous Chronic Lymphocytic Thyroiditis. J Clin Endo Met,1985,61(6):1172 –1178.

[17] Jonklaas J, Bianco AC, Bauer AJ, et al. Guidlines for the Treatment of Hypothyroidism. Thyroid, 2014.

[18] Svensson J, Ericsson UB, Nilsson P, et al. Levothyroxine Treatment Reduces Thyroid Size in Children and Adolescents with Chronic Autoimmune Thyroiditis. J Clin Endo

Met,2006,91(5):1729 - 1734.

[19] Bolk N, Visser TJ, Nijman J, et al. Effects of Evening vs. Morning Levothyroxine Intake: A Randomized Double-Blind Crossover Trial. Arch Intern Med,2010,170(22): 1996 - 2003.

[20] DeGroot LJ. The Non-Thyroidal Illness Syndrome. [Updated 2015 Feb 1]//Feingold KR, Anawalt B, Boyce A, et al. editors. Endotext [Internet]. South Dartmouth (MA): MDText. com.

儿童甲状腺功能亢进症

Scott A. Rivkees

5.1 引 言

儿童甲状腺功能亢进症的原因有几种(表 5 - 1),其中格雷夫斯病(GD,又称毒性弥漫性甲状腺肿)是最常见的原因,也是本章阐述的重点。儿童甲状腺功能亢进症的其他原因还包括自主功能的甲状腺结节、桥本甲状腺炎伴甲状腺毒症、新生儿甲状腺毒症和甲状腺感染。甲状腺功能亢进症也可由于甲状腺激素摄入、纤维性骨营养不良综合征(McCune-Albright syndrome，MAS）、卵巢甲状腺肿和产生 TSH 的垂体腺瘤引起，这些内容不在本章的讨论范围内。

表 5 - 1　儿童甲状腺功能亢进症的原因

免疫介导

· 格雷夫斯病

· 桥本甲状腺炎伴甲状腺毒症

感染性甲状腺炎

· 病毒性

· 细菌性

腺瘤

· 毒性腺瘤

· 多发性结节性甲状腺肿

异常信号转导

· 纤维性骨营养不良综合征

· TSH 受体突变

TSH 分泌升高

· TSH 分泌性垂体腺瘤

· 甲状腺激素抵抗

· 滤泡状癌

药物诱发

· 碘

· 胺碘酮

· 锂

外源性因素

· 左甲状腺素摄入过多

· 食物污染

与甲状腺功能亢进表现类似的情况

· 家族性白蛋白异常性高甲状腺素血症

· 甲状腺激素抵抗 β（RTHβ）

5.2 临床评估

甲状腺功能亢进症可以表现出明显的症状或无症状,或者仅仅表现为孤立的甲状腺肿大(表5-2)。甲状腺功能亢进症的常见临床特征是心动过速。其他临床特征包括明显的凝视和眼球突出,相比较于成人,儿童的眼部症状比较少见。

表5-2 儿童甲状腺中毒的表现

>50% 的儿童有以下表现
·心动过速
·紧张
·甲状腺肿大
·脉压增大
·高血压
·震颤
·食欲增加
·消瘦
·甲状腺血管杂音
<50% 的儿童有以下表现
·眼球突出
·多汗
·过度活跃
·心脏杂音
·心悸
·怕热
·疲劳
·头痛
·腹泻

甲状腺功能亢进症时,甲状腺素(T_4)中,FT_4和(或)T_3水平升高,TSH 水平受到抑制。某些情况下,患者的甲状腺激素水平异常,但甲状腺功能正常。因导致这种情况的机制复杂,可能导致患者被误诊,按照甲状腺功能减退或甲状腺功能亢进进行治疗。当 FT_4 值正常,但总 T_4 值高时,需要考虑家族性白蛋白异常性高甲状腺素血症(familial dysalbuminemic hyperthyroxinemia,FDH)。FDH 可能与甲状腺功能亢进症相混淆,但与后者不同的是,FDH 患者的 TSH 水平正常。

超敏 TSH 测定法的出现明显改善了甲状腺状态的评估效果。当 T_4 和 TSH 水平都升高时,诊断需要考虑 TSH 分泌性垂体腺瘤和甲状腺激素抵抗。然而,在大多数真正的甲状腺功能亢进状态下,TSH 水平是受到抑制的。

甲状腺功能亢进与亚临床甲状腺功能亢进不同,后者是指 T_4、FT_4 和 T_3 水平正常,但 TSH 水平受到抑制,其病因与显性甲状腺功能亢进症相似。因此,仅 TSH 水平较低的个体应每 3~6 个月重新评估甲状腺功能。

5.3　格雷夫斯病

每 10 000 名儿童中就有 1 名患有格雷夫斯病。格雷夫斯病是一种由甲状腺受体抗体(TRAbs)或促甲状腺免疫球蛋白(thyroid stimulating immunoglobulin,TSI)刺激甲状腺引起的自身免疫性疾病,与遗传因素有关。

甲状腺功能亢进症可对儿童产生严重的不良影响,包括过度运动、震颤、心动过速、潮红、心悸、体重减轻、线性生长加速、骨矿化减少、颅缝过早闭合和学习成绩差。与成人相比,仅少数儿童格雷夫斯病患者出现眼部症状,且症状通常轻微。

过去的几年出现了很多新的研究数据,有效补充了对儿童格雷夫斯病患者自发性缓解率的早期研究。总的来说,这些研究表明,即使经过多年的抗甲状腺药物(anti-thyroid drugs,ATDs)治疗,大多数儿童格雷夫斯病患者也不会自发缓解。因此,大多数儿童格雷夫斯病患者都需要放射性碘(^{131}I)或手术治疗。

5.3.1　抗甲状腺药物治疗

抗甲状腺药物(ATDs)通过抑制碘化物的氧化和有机化抑制甲状腺激

素的产生,具体包括甲巯咪唑(methimazole,MMI)及其前体卡马唑(carbimazole,CMZ)和丙硫氧嘧啶(propylthiouracil,PTU)。MMI 的效力是 PTU 的 10~20 倍,并且具有更长的半衰期。重要的是,这些药物不能治愈甲状腺功能亢进状态,而是缓解病情,直到症状自发缓解或医生提供明确的治疗,例如放射性碘治疗或手术治疗。药物性治疗需要 1 个月或 2 个月才能生效,使甲状腺功能恢复正常。β 受体阻滞剂(普萘洛尔、阿替洛尔或美托洛尔)可用于控制格雷夫斯病症状(表 5-3)。

这些药物都存在副作用,开处方时必须慎重。在开始药物治疗之前医生必须制订一个考虑了患者年龄和治疗风险的备用计划,以防发生毒性反应。如果治疗开始时医生没有考虑替代方案,当不良反应发生时可能会导致医疗危机。

现在 MMI 是治疗甲状腺功能亢进的首选药物。已发表的报告中描述的 MMI 剂量为 0.1~1.0mg/(kg·d)(表 5-3)。在治疗开始时无须立刻使用高剂量,因为 MMI 的副作用是部分剂量依赖性。循环甲状腺激素水平对 ATDs 的反应不是瞬时的,甲状腺激素水平正常化需要几个月的时间。治疗开始后,应每月对患儿进行甲状腺功能检查。T_4 水平正常后,在大多数情况下可将 MMI 剂量降低到维持甲状腺功能正常的最小剂量。虽然 MMI 通常是在一天内分次给药,但是每天给药一次即可,比每天多次给药可使患儿有更好的依从性。

表 5-3　儿童格雷夫斯病的药物治疗与年龄的关系

年龄	β 受体阻滞剂*	甲巯咪唑(MMI)
新生儿	普萘洛尔,0.5~1mg/kg,BID	1.25mg
1~5 岁	阿替洛尔或美托洛尔,12.5mg,HS 或 BID	2.5~5mg
5~10 岁	阿替洛尔或美托洛尔,12.5~25mg,HS 或 BID	5~10mg
10~15 岁	阿替洛尔或美托洛尔,12.5~25mg,HS 或 BID	10~15mg
>15 岁	阿替洛尔或美托洛尔,25mg,HS 或 BID	10~20mg

* 老年人首选阿替洛尔和美托洛尔;新生儿首选普萘洛尔。剂量可每 2~4d 增加 25% 以达到正常范围内的心率。HS:临睡前;BID:每天 2 次

MMI 有 5mg、10mg 和 20mg 三种片剂规格。儿童使用剂量为片剂的一部分:婴儿剂量为 1.25mg/d;1~5 岁的儿童剂量为 2.5~5.0mg/d;5~

10 岁的儿童剂量为 5 ~ 10mg/d；10 ~ 18 岁的青少年剂量为 10 ~ 20mg/d。由于甲亢状态可能伴随白细胞数降低，而且患儿所接受的药物治疗也会降低中性粒细胞水平，因此在治疗开始时应检测患儿的完整血细胞计数。

MMI 治疗并非没有风险。多达 20% 的儿童可能出现轻微的副作用，1% 的儿童可能出现严重副作用。与 MMI 相关的最常见副作用是荨麻疹、关节痛和中性粒细胞减少症。儿童也可能发生严重的副作用，包括粒细胞缺乏症、史 – 约综合征（Stevens-Johnson syndrome）和血管炎。MMI 不良事件最常见于治疗开始后 6 个月内。粒细胞缺乏症是剂量依赖性的，很少见。如果接受 MMI 治疗的患者感到不适、发热或出现咽炎，应立即停用，联系医生，并进行完整的血细胞检查。

大量的证据显示，延长 ATD 治疗对大多数儿童来说不会增加缓解的概率，仅少数儿童可能会缓解。如果甲状腺体积较大（超过该年龄段正常甲状腺体积的 2 倍）、年龄小（< 12 岁）、非白种人、血清 TRAb/TSI 水平升高或者表现为明显的甲状腺功能亢进（$FT_4 > 4ng/dL$），则那些接受 ATDs 多年治疗的儿童，病情缓解的可能性就比较低。

对于在治疗开始时存在不利于自发缓解危险因素的儿童，可以进行长达 2 年的治疗并观察是否会出现自发缓解。如果病情没有缓解，且家庭提出治疗要求，可以考虑明确的治疗，例如放射性碘治疗或手术；如果此时没有出现药物的副作用，则可以继续进行较长时间的治疗；如果考虑儿童年龄太小不适合手术或放射性碘治疗，可以继续药物治疗。对于存在有利于病情缓解因素的儿童，如果 ATDs 治疗 2 年后仍未自发缓解，也可以考虑延长抗甲状腺药物治疗时间，但需要注意不良反应。

5.3.2　放射性碘治疗

放射性碘（^{131}I）治疗格雷夫斯病的目标是诱发甲状腺功能减退。临床常用剂量为 10 000 ~ 20 000cGy，可导致甲状腺部分或完全破坏。通常给予 150μCi/g（5.5MBq/g）的甲状腺活性物质可对甲状腺产生 12 000cGy 的辐射剂量。剂量计算依据 Quimby-Marinelli 方程：剂量（$\beta + \gamma$ 射线，Gy）= 90 × [口服^{131}I 剂量（μCi）× 口服 24h 摄取率（%）/g ×100%]。例如，如果理想剂量为 300μCi/g，甲状腺重量为 30g，摄取率为 75%（0.75），则理想给药剂量为 12mCi（计算方法：mCi 中的剂量 = 300μCi/g × 30g/0.75 摄取 = 12 000μCi 或 12mCi）。

一些中心给予所有儿童 10mCi 或 15mCi ^{131}I 的固定剂量,而不是单独计算。还没有研究比较儿童固定剂量与单独计算剂量的治疗效果。在成人中,两种不同的方法结果相似,但是对于儿童单独计算剂量相比固定剂量有潜在的优势。

当儿童接受 ^{131}I 治疗时,应在治疗前 3～5d 停用 ATDs。儿童接受 β 受体阻滞剂治疗,直到 T_4/FT_4 水平正常。尽管有些临床医生在 ^{131}I 治疗后重新启动 ATDs 治疗,但这种情况很少应用于儿童。儿童放射性碘治疗后 7d 左右,甲状腺激素水平开始减少,继续使用 ATDs 可能会导致出现以下情况,即无法判断治疗后的甲状腺功能减退究竟是 ^{131}I 治疗还是 ATDs 治疗的结果。

儿童 ^{131}I 治疗后,严重甲状腺功能亢进症发生甲状腺风暴的报道很少。通常这些儿童在接受 ^{131}I 治疗时已经罹患严重甲状腺功能亢进症。因此,如果患儿的 T_4 水平 > 20μg/dL 或 FT_4 水平 > 5ng/dL,应给予 MMI 治疗,直至 T_4 和(或)FT_4 水平恢复正常后再进行 ^{131}I 治疗。重要的是,大多数格雷夫斯病患儿在诊断前已经有了很长的甲状腺功能亢进病史,因此没有必要急于进行 ^{131}I 治疗。

在 ^{131}I 治疗后,患者通常需要 6～12 周才能达到甲状腺生化症状(甲状腺功能)恢复正常或甲状腺功能出现减退。在此之前,甲亢症状可以使用 β 受体阻滞剂来控制。在 ^{131}I 治疗 1 周后,使用碘化钾饱和溶液(saturated solution of potassium iodide,SSKI)或 Lugol 溶液也能迅速减轻甲亢的生化症状,而不影响放射性碘治疗的结果。

有报道,成人行 ^{131}I 治疗后出现眼病进展,而儿童很少发生严重的眼病,即使有眼球突出也比较轻微。研究表明,不论采用哪种治疗方式,只有一小部分格雷夫斯病儿童会出现眼病恶化。

对成人进行 ^{131}I 治疗后给予泼尼松 3 个月可以预防眼病的进展。由于大多数儿童没有明显的眼病,所以并不常规推荐使用泼尼松辅助治疗。泼尼松的长期给药也与生长停滞、体重增加和免疫抑制等不良反应有关。但是泼尼松(0.5mg/kg,4～6 周)对于患有中度或重度眼病且将给予 ^{131}I 治疗的儿童可能有益。

没有证据显示儿童接受 ^{131}I 治疗会对其后代产生不良影响。在儿童或青少年期采用 ^{131}I 治疗甲状腺功能亢进症的儿童的后代中出生缺陷率并不高。

低剂量(0.1～25Gy,0.09～30μCi/g)外照射对增加儿童甲状腺肿瘤的风险最大,更高剂量内照射的相关风险则不明显。目前,对于儿童格雷夫斯病患者接受每克甲状腺组织[131]I>150μCi治疗后发生甲状腺癌的病例,我们还不能归因于[131]I治疗。

在考虑建议儿童进行放射性碘治疗时,重要的是要考虑到[131]I治疗对其他恶性肿瘤的潜在影响,因为[131]I治疗会导致低水平的全身辐射。几项对成人的研究已经调查了[131]I治疗格雷夫斯病对患恶性肿瘤的潜在风险。这些研究结果没有显示格雷夫斯病患者在接受[131]I治疗后死亡率增加或癌症发生率增加。根据[131]I治疗后潜在癌症风险的研究结果,我们认为,5岁以下儿童应避免放射性碘治疗,10岁以下儿童进行碘治疗时剂量不能超过10mCi。

5.3.3 甲状腺切除术

手术是治疗格雷夫斯病的一种有效方式,由外科专家进行,在某些情况下比放射性碘效果更好。手术方案可以选择甲状腺次全切或甲状腺全切术,但是甲状腺次全切术与较高的复发率相关。在接受甲状腺全切术的儿童和成人中几乎普遍存在甲状腺功能减退症。而甲状腺次全切除术后,10%～15%的患者会出现甲状腺功能亢进症复发。

当需要明确治疗时,5岁以下的儿童首选手术治疗,由经验丰富的甲状腺外科医生进行手术。对于甲状腺体积较大(>80g)和对[131]I反应较差的患者可以进行手术治疗。

在准备手术时,患者的甲状腺功能应保持正常。通常可以持续给予MMI直到T_4水平正常。手术前1周开始滴碘(1～3滴,每天3次),抑制甲状腺激素的产生,导致腺体变得结实,血管减少。

相比于青少年或成人,年龄较小的儿童患者术后患暂时性甲状旁腺功能减退症的风险更高。为了减少术后低钙血症的发生率,儿童可以在术前1周预防性服用50 000U维生素D或骨化三醇。并发症发生率与外科医生的专业程度有关。考虑到这些数据,如果当地缺乏儿童甲状腺手术的专业医生,应考虑将格雷夫斯病患儿转诊至甲状腺手术和儿科经验丰富的医疗中心。据报道,在这种多学科模式下,接受甲状腺切除术治疗的儿童格雷夫斯病患者的并发症发生率非常低。

5.4 新生儿甲状腺毒症

新生儿甲状腺毒症是一种严重且危及生命的疾病,可能会导致长期的神经系统问题。新生儿甲状腺毒症最常见的原因是,母亲罹患或既往罹患格雷夫斯病。胎儿甲状腺功能亢进和新生儿格雷夫斯病的风险与 TRAbs 水平升高的幅度成正比。胎儿甲状腺功能亢进症通常与 TRAbs 水平相关,超过正常检测上限的 2~4 倍。由于当母亲既往或现在罹患格雷夫斯病时,胎儿有甲状腺功能亢进的风险,因此胎儿的生长发育情况和心率应从中期妊娠开始定期评估。当胎儿存在心率高(20 周后心率超过 160/min)和甲状腺肿时提示甲状腺功能亢进。此外,胎儿甲状腺功能亢进时可见股骨骨化中心的加速成熟。

如果有格雷夫斯病病史的母亲在怀孕期间没有服用 ATDs,胎儿可能发展为宫内甲状腺功能亢进。如果产前已确诊胎儿存在甲状腺功能亢进,表现为胎儿心动过速(22 周后心率超过 160/min),母亲接受抗甲状腺药物治疗将减少胎儿宫内甲状腺毒症。

患甲状腺毒症婴儿的治疗包括给予 MMI (1.25mg/d) 和 β 受体阻滞剂 [普萘洛尔,1mg/(kg·d)]。可以给予 Lugol 溶液或 SSKI (每 8h 1~2 滴) 7~10d,以更快地控制甲状腺功能亢进症的生化表现。经过大约 2 周的抗甲状腺药物治疗后,甲状腺激素水平将下降。当甲状腺激素水平低于正常时,补充左甲状腺素(足月儿每天 37.5μg)以预防甲状腺功能减退。随着 TRAb 从婴儿的外周循环中被清除,病情在 3 个月内会自发好转,6 个月完全恢复正常,因此,婴儿可以在 3 个月后停止治疗。婴儿的 TRAb 水平也是有用的预测指标,有助于判断何时可以减少抗甲状腺药物。

5.5 桥本甲状腺炎伴甲状腺毒症

偶尔,甲状腺毒症是桥本甲状腺炎患者最初的甲状腺毒性阶段,甲状腺组织的免疫破坏导致甲状腺激素的释放,从而导致 T_4 水平升高。与格雷夫斯病相比,甲状腺功能亢进是暂时性的,没有眼部表现,放射性核素摄取低,并且不存在甲状腺刺激性免疫球蛋白水平升高。利用这些特点,即放射性核素在甲状腺内的低摄取以及几个月一过性的甲亢,可以用来区分格雷夫斯病。一些专家将罹患自身免疫性甲状腺疾病且因为刺激和阻断甲状腺自身抗体的存在导致同时伴随格雷夫斯病期和甲状腺功能减退症期的患者,称为桥本甲状腺炎伴甲状腺毒症。

5.6　甲状腺结节功能亢进

温热结节导致甲状腺激素分泌过多可能与甲状腺功能亢进有关,可表现为临床表现和生化指标的改变。有趣的是,在功能亢进的结节中发现了激活 TSH 受体和 G_s 的体细胞突变。虽然功能亢进的结节可以用放射性碘消融,但建议儿童和青少年手术切除功能亢进的结节,因为在功能亢进的结节被消融后,暴露于辐射的正常甲状腺组织仍然存在,或者可以考虑热消融(如射频、激光)。尽管功能亢进结节中恶性肿瘤的风险较低,但已经有报道在温结节中发现了甲状腺癌。

5.7　感染性细菌性甲状腺炎

当儿童的临床表现为甲状腺功能亢进、甲状腺压痛、甲状腺细菌感染引起的发热时,诊断为急性甲状腺炎。急性甲状腺炎可能与咽左侧梨状窦与甲状腺相连的瘘管有关。主要表现为发热、红细胞沉降率和白细胞计数升高。超声检查可能显示局部脓肿。与格雷夫斯病相反,当进行甲状腺扫描时,^{99}Tc – 高锝酸盐或放射性碘的摄取减少。

病原菌包括流感嗜血杆菌和 A 组链球菌。因此,建议使用含 β 内酰胺酶抑制剂的抗生素进行治疗。情况严重时可以住院和静脉内应用抗生素治疗,因为甲状腺炎可能因淋巴引流波及纵隔区域,如果患者出现局限性脓肿且对抗生素反应差,则需要手术引流。

由于感染过程导致甲状腺组织破坏,在感染过程中可能发生甲状腺激素的释放和甲状腺功能亢进。甲状腺功能亢进状态通常是暂时的,不需要使用抗甲状腺药物治疗。如果患者出现症状,可以给予 β 受体阻滞剂。

患者恢复后,需要行咽部造影检查梨状窦道。有时,感染会导致窦道闭合。如果窦道持续存在,急性甲状腺炎复发,则需要手术切除。

5.8 总 结

　　甲状腺毒症会对胎儿、新生儿、儿童和青少年产生深远的影响。甲状腺功能亢进的原因可以通过临床和诊断特征来区分。幸运的是,绝大多数导致儿童甲状腺功能亢进的疾病都可以得到有效的治疗。

参考文献

[1] Ross DS, Burch HB, Cooper DS, et al. 2016 American Thyroid Association Guidelines for Diagnosis and Management of Hyperthyroidism and Other Causes of Thyrotoxicosis. Thyroid,2016,26(10):1343 – 1421.

[2] Rivkees SA. Controversies in the Management of Graves′Disease in Children. J Endocrinol Invest, 2016,39(11):1247 – 1257.

[3] Rivkees SA, Cornelius EA. Influence of Iodine – 131 Dose on the Outcome of Hyperthyroidism in Children. Pediatrics, 2003,111(4 Pt 1):745 – 749.

[4] Bauer AJ. Thyroid Nodules in Children and Adolescents. Curr Opin Endocrinol Diabetes Obes, 2019,26(5):266 – 274.

[5] Baumgarten HD, Bauer AJ, Isaza A, et al. Surgical Management of Pediatric Thyroid Disease: Complication Rates After Thyroidectomy at the Children ′s Hospital of Philadelphia HighVolume Pediatric Thyroid Center. J Pediatr Surg , 2019, 54 (10): 1969 – 1975.

[6] Samuels SL, Namoc SM, Bauer AJ. Neonatal Thyrotoxicosis. Clin Perinatol,2018,45(1): 31 – 40.

第 6 章

儿童甲状腺结节

Catherine McManus，Jennifer H. Kuo，James A. Lee

6.1 引 言

2009 年，美国甲状腺协会（ATA）同时针对成人及儿童发表了甲状腺结节诊治指南[1]。然而,越来越多的数据告诉我们,儿童甲状腺结节亦存在恶性可能和结局不良的情况。这提示我们,成人甲状腺结节与儿童甲状腺结节之间差异显著。因此,2015 年,ATA 单独发布了一套儿童甲状腺结节管理指南,该指南指出:与成人群体相比,儿童群体中甲状腺结节的临床路径和管理方式有很大的不同[2]。

6.2 流行病学

相较于成人,儿童甲状腺结节的发病率较低。一项基于影像或尸检的研究中发现,甲状腺结节在青少年群体中的发病率为 13% ,而在儿童中仅有 1% ~ 1.5%[3]。相比之下,成人甲状腺结节的发病率基于年龄的不同最高可达 65%[4]。尽管儿童甲状腺结节的发病率较低,但其恶性风险高达 22% ~ 26% ,而成人甲状腺结节的恶性风险仅为 5%[5,6]。

6.3 危险因素

与成人群体相似,导致儿童患有甲状腺结节的危险因素包括放射线暴露、碘缺乏和甲状腺疾病史。在儿童群体中,放射线暴露是导致甲状腺结节和甲状腺癌发生的最大风险因素[7,8]。儿童癌症患者在接受放射治疗后,甲状腺结节发生概率每年增加 2% ,在接受放射治疗 25 年后达到顶峰[9,10]。研究表明,15 岁前接受较高剂量辐射(高达 20 ~ 29Gy)的儿童患甲状腺结节的风险最高[8,11]。

甲状腺结节的另一个患病风险是自身免疫性甲状腺炎。在罹患自身免疫性甲状腺炎的儿童中,高达 30% 的儿童患有甲状腺结节。2008 年,Corrias 等的一项研究发现此情况下甲状腺结节的恶性概率达到 23%[12]。与成人群体相似,即使在高危患儿中,那些可能具有临床意义、偶然发现的甲状腺结节的数量仍然未知。然而,与成人群体相比,儿童甲状腺结节的恶性发生可能性更高,所以进一步检查的推荐标准则相对更低。

6.4 评 估

儿童体格检查发现明显的甲状腺结节、弥漫性甲状腺肿大和(或)颈部淋巴结肿大时,需要进行甲状腺功能检查和颈部超声检查。超声检查应包括对甲状腺的评估以及是否有颈部淋巴结异常(淋巴结肿大/淋巴结病)[2]。

6.4.1　高功能甲状腺结节

如果实验室检查发现 TSH 水平降低,应进行放射性核素显像以评估是否存在高功能甲状腺结节。儿童患毒性腺瘤的特征是放射性同位素扫描局灶性摄取增加,可能有轻微的甲亢症状和体征,也可能甲状腺功能正常。研究显示,在罹患高功能甲状腺结节的儿童中,高达 30% 的患儿易患分化型甲状腺癌[2,13]。因此,如果检查提示存在高功能甲状腺结节,建议直接手术切除。虽然成人患者中存在毒性腺瘤的替代(非手术)疗法,包括放射性碘消融和乙醇注射,但是在儿童群体中,这些技术尚未得到充分研究。此外,儿童甲状腺结节恶性风险较高,对放射性碘治疗的反应率低,后者理论上会促进正常甲状腺组织发生恶变,这也阻止了微创治疗在儿童毒性腺瘤中的应用[2]。

6.4.2　无功能甲状腺结节

如果 TSH 指标正常,应进一步检查以确定是否需要进行细针抽吸活检(FNAB)。同 2015 年修订版的成人 ATA 指南相似,2015 年儿童 ATA 指南指出,相比结节的超声特征,根据甲状腺结节的大小预测其良恶性的准确度更低。事实的确如此,因为儿童的甲状腺体积会随着年龄而变化。因此,应基于其影像学特征决定是否对甲状腺结节进行 FNAB。这些影像学特征将在单独的章节进行讨论[2,14,15]。如果基于影像学特征需要进行 FNAB,应在超声引导下进行[2]。

6.4.3　弥漫性甲状腺肿大

对于弥漫性甲状腺肿大的评估,儿童和成人存在着很大差别。儿童甲状腺乳头状癌可表现为弥漫浸润性病变,累及一侧叶或全部腺体。大多数弥漫性浸润性 PTC 超声检查会发现微钙化。因此,所有弥漫性甲状腺肿大的儿童都应该接受超声检查,并在发现微钙化时进行活检[2]。

6.4.4　超声筛查

虽然在高危儿童(例如有放射线暴露史或患有自身免疫性甲状腺炎的儿童)中,甲状腺结节的患病率有所增加,但目前无法证实超声筛查及后续的 FNAB 能改善其生活质量或延长生存时间[16]。因此,目前对高风险儿童并不常规推荐超声筛查[2]。

6.5 Bethesda 分类系统

儿童及成人的甲状腺结节主要应用 Bethesda 甲状腺细胞病理报告系统进行分类评估[17],可以分为 6 种类型,包括:①无法诊断或难以分类(Bethesda Ⅰ 类)。②良性(Bethesda Ⅱ 类)。③意义不明的异型性病变(atypia of undetermined significance,AUS)或意义不明的滤泡性病变(follicular lesion of undetermined significance,FLUS;Bethesda Ⅲ 类)。④怀疑有滤泡性肿瘤或 Hürthle 细胞肿瘤(Bethesda Ⅳ 类)。⑤可疑恶性(Bethesda Ⅴ 类)。⑥确诊恶性(Ⅵ类)。然而,对于儿童和成人甲状腺结节,每种类型的恶性可能和给予的推荐治疗方案都有着重大的差异(表 6 - 1)。

表 6 - 1 儿童 Bethesda 甲状腺细胞病理报告系统

分类	诊断	恶性肿瘤风险	处理措施
Ⅰ类	无法诊断或难以分类	1% ~4%	重新穿刺
Ⅱ类	良性	0 ~3%	观察
Ⅲ类	意义不明的异型性病变(AUS)或意义不明的滤泡性病变(FLUS)	18% ~28%	一侧腺叶切除术
Ⅳ类	滤泡性肿瘤或疑似滤泡性肿瘤	58%	一侧腺叶切除术
Ⅴ类	可疑恶性	75% ~100%	甲状腺全切术
Ⅵ类	确诊恶性	99% ~100%	甲状腺全切术

6.5.1 Bethesda Ⅰ类

Bethesda Ⅰ 类为 FNAB 无法诊断或难以分类的甲状腺结节。在成人中,这类结节恶性概率为 1% ~4%,但是儿童准确的恶性风险目前尚无研究。无论对于儿童还是成人,无法确诊的甲状腺结节都推荐重新行 FNAB,但是儿童需要至少等待 3 个月再进行重新穿刺,以避免甲状腺在修复过程中出现不典型细胞的可能[18]。如果重复穿刺仍无法诊断,并且结节的大小和超声特征很稳定,则可 6 个月后复查超声,或者直接切除腺叶[2]。

6.5.2　Bethesda Ⅱ类

鉴于儿童和成人的活检假阴性率仅为3%～5%,对于诊断为BethesdaⅡ类的良性结节推荐进行观察。其后每1～2年复查一次超声,当甲状腺结节尺寸增大或形态特征变化时,建议重新穿刺活检。一旦结节直径达到4cm,且有实性成分,则建议考虑手术切除[2]。

6.5.3　Bethesda Ⅲ、Ⅳ类

BethesdaⅢ类结果提示意义不明的异型性或滤泡性病变(AUS/FLUS),在儿童中,此类型的恶性风险为18%～28%。如果将具有乳头状核特征的非浸润性甲状腺滤泡性肿瘤(non-invasive follicular thyroid neoplasm with papillary-like nuclear features,NIFTP)视为良性,则在成人中 Bethesda Ⅲ类的恶性风险为6%～18%[17,20]。BethesdaⅣ类结果(如可疑滤泡性肿瘤)对于儿童提示恶性肿瘤的风险高达58%,而在成人中,如果将 NIFTP 排除在恶性之外,则风险仅为10%～40%[17,21,22]。鉴于儿童有更高的恶性风险,对于BethesdaⅢ、Ⅳ类结节建议行一侧腺叶及峡部切除术[21]。

6.5.4　Bethesda Ⅴ、Ⅵ类

BethesdaⅤ、Ⅵ类结果提示细胞学怀疑恶性肿瘤和确诊恶性肿瘤。据报道,这两类患儿的恶性风险为100%。由于这些研究的样本量都非常小[20,23],因此将成人恶性肿瘤的风险适用于第Ⅴ、Ⅵ类是合理的,恶性风险分别为60%和96%(不包括 NIFTP)[17]。儿童 BethesdaⅤ或Ⅵ类甲状腺结节应行甲状腺全切术[2,24]。

6.6　分子检测

儿童和成人甲状腺结节的最大区别可能是对不确定的 FNAB 结果的处理。在成人中,对于不确定的甲状腺结节推荐包括重复 FNAB、诊断性腺叶切除或者进一步行分子检测评估甲状腺结节性质。在过去的20年中,分子基因组学的发展提高了诊断技术,我们可以确认哪些不确定的结节恶性风险更高以及哪些病变应切除[24]。

Monaco 等的研究发现,对儿童甲状腺结节进行 FNAB 检测到的基因突变概率为17%,并最终被诊断为恶性。因此,基因突变与恶性可能性密切相

关。然而,这些结节在 Bethesda 分类系统中可能被分在 Ⅲ~Ⅳ类,考虑到这些类型在儿童阶段恶性风险高,应进行手术切除[21,24]。

此外,分子检测有助于识别哪些类型的成人甲状腺结节可以安全地进行随访观察,基于此,这些检测也有助于我们正确识别儿童良性结节以避免切除,但仍需要进一步的研究验证儿童的基因表达分类以准确地排除恶性结节[25]。

6.7 总 结

2015 年,ATA 首次发布儿童甲状腺结节的管理指南,着重强调了儿童与成人甲状腺结节之间的重要区别。与成人相比,儿童甲状腺结节较少见,但恶性风险较高。因此,对于儿童甲状腺结节,我们推荐采取更激进的治疗手段,例如对于不确定的结节行诊断性腺叶切除,而对于怀疑或者确诊恶性的甲状腺结节推荐甲状腺全切术。对于儿童高功能结节实施非手术治疗以及对不确定的甲状腺结节进行分子检测之前,仍需要先在儿童人群中进行验证性研究后才能推广。

参考文献

[1] Cooper DS, Doherty GM, Haugen BR, et al. Revised American Thyroid Association Management Guidelines for Patients with Thyroid Nodules and Differentiated Thyroid Cancer. Thyroid,2009,19(11):1167 – 1214.

[2] Francis GL, Waguespack SG, Bauer AJ, et al. Management Guidelines for Children with Thyroid Nodules and Differentiated Thyroid Cancer. Thyroid 2015,25(7):716 – 759.

[3] Niedziela M, Korman E, Breborowicz D, et al. A Prospective Study of Thyroid Nodular Disease in Children and Adolescents in Western Poland from 1996 to 2000 and the Incidence of Thyroid Carcinoma Relative to Iodine Deficiency and the Chernobyl Disaster. Pediatr Blood Cancer, 2004,42(1):84 – 92.

[4] Haugen BR, Alexander EK, Bible KC, et al. 2015 American Thyroid Association Management Guidelines for Adult Patients with Thyroid Nodules and Differentiated Thyroid Cancer: The American Thyroid Association Guidelines Task Force on Thyroid Nodules and Differentiated Thyroid Cancer. Thyroid ,2016,26(1):1 – 133.

[5] Gupta A, Ly S, Castroneves LA, et al. A Standardized Assessment of Thyroid Nodules in Children Confirms Higher Cancer Prevalence than in Adults. J Clin Endocrinol Metab , 2013,98(8):3238 – 3245.

[6] Niedziela M. Pathogenesis, Diagnosis and Management of Thyroid Nodules in Children.

Endocr Relat Cancer ,2006,13(2):427 - 453.

[7] Sklar C, Whitton J, Mertens A, et al. Abnormalities of the Thyroid in Survivors of Hodgkin's Disease: Data from the Childhood Cancer Survivor Study. J Clin Endocrinol Metab,2000,85(9):3227 - 3232.

[8] Meadows AT, Friedman DL, Neglia JP, et al. Second Neoplasms in Survivors of Childhood Cancer: Findings from the Childhood Cancer Survivor Study Cohort. J Clin Oncol,2009,27(14):2356 - 2362.

[9] Schneider AB, Bekerman C, Leland J, et al. Thyroid Nodules in the Follow-Up of Irradiated Individuals: Comparison of Thyroid Ultrasound with Scanning and Palpation. J Clin Endocrinol Metab ,1997,82(12):4020 - 4027.

[10] Ito M, Yamashita S, Ashizawa K, et al. Childhood Thyroid Diseases Around Chernobyl Evaluated by Ultrasound Examination and Fine Needle Aspiration Cytology. Thyroid, 1995,5(5):365 - 368.

[11] Ronckers CM, Sigurdson AJ, Stovall M, et al. Thyroid Cancer in Childhood Cancer Survivors: A Detailed Evaluation of Radiation Dose Response and its Modifiers. Radiat Res,2006,166(4):618 - 628.

[12] Corrias A, Cassio A, Weber G, et al. Thyroid Nodules and Cancer in Children and Adolescents Affected by Autoimmune Thyroiditis. Arch Pediatr Adolesc Med,2008,162 (6):526 - 531.

[13] Niedziela M, Breborowicz D, Trejster E, et al. Hot Nodules in Children and Adolescents in Western Poland from 1996 to 2000: Clinical Analysis of 31 Patients. J Pediatr Endocrinol Metab,2002,15(6):823 - 830.

[14] Lyshchik A, Drozd V, Demidchik Y, et al. Diagnosis of Thyroid Cancer in Children: Value of Gray-Scale and Power Doppler US. Radiology,2005,235(2):604 - 613.

[15] Drozd VM, Lushchik ML, Polyanskaya ON, et al. The Usual Ultrasonographic Features of Thyroid Cancer are Less Frequent in Small Tumors that Develop After a Long Latent Period after the Chernobyl Radiation Release Accident. Thyroid, 2009, 19(7):725 - 734.

[16] Hayashida N, Imaizumi M, Shimura H, et al. Thyroid Ultrasound Findings in a Follow-Up Survey of Children from Three Japanese Prefectures: Aomori, Yamanashi, and Nagasaki. Sci Rep,2015,5:1 - 5.

[17] Cibas ES, Ali SZ. The 2017 Bethesda System for Reporting Thyroid Cytopathology. Thyroid,2017,27(11):1341 - 1346.

[18] Baloch ZW, LiVolsi VA. Post Fine-Needle Aspiration Histologic Alterations of Thyroid Revisited. Am J Clin Pathol,1999,112(3):311 - 316.

[19] Stevens C, Lee JKP, Sadatsafavi M, et al. Pediatric Thyroid Fine? Needle Aspiration Cytology: A Meta-analysis. J Pediatr Surg [Internet],2009,44(11):2184 - 2191. doi: 10. 1016/j. jpedsurg. 2009. 07. 022.

[20] Norlén O, Charlton A, Sarkis LM, et al. Risk of Malignancy for Each Bethesda Class in Pediatric Thyroid Nodules. J Pediatr Surg 2015,50(7):1147 - 1149. doi:10. 1016/j. jpedsurg. 2014. 10. 046.

[21] Monaco SE, Pantanowitz L, Khalbuss WE, et al. Cytomorphological and Molecular

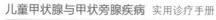

Genetic Findings in Pediatric Thyroid Fine-Needle Aspiration. Cancer Cytopathol,2012, 120(5):342-350.

[22] Smith M, Pantanowitz L, Khalbuss WE, et al. Indeterminate Pediatric Thyroid Fine Needle Aspirations: A Study of 68 Cases. Acta Cytol,2013,57(4):341-348.

[23] Pantola C, Kala S, Khan L, et al. Cytological Diagnosis of Pediatric Thyroid Nodule in Perspective of the Bethesda System for Reporting Thyroid Cytopathology. J Cytol,2016, 33(4):220-223.

[24] Kuo JH, McManus C, Graves CE, et al. Updates in the Management of Thyroid Nodules. Curr Probl Surg[Internet],2019,56(3):103-127. doi:10.1067/j.cpsurg. 2018.12.003.

[25] Alexander EK, Kennedy GC, Baloch ZW, et al. Preoperative Diagnosis of Benign Thyroid Nodules with Indeterminate Cytology. N Engl J Med, 2012,367(8):705-715.

儿童甲状腺癌

Pallavi Iyer

7.1　简　介

儿童甲状腺癌占 15 岁以下癌症人群的 1.5%（发病率为 2/10 万人）。但是,15~19 岁青少年的甲状腺癌发病率高达 8%（发病率为 17/10 万人）。

基于 2007—2012 年美国国家癌症研究所(National Cancer Intitute,NCI)的流行病学(Surveillance Epidemiology and End Results,SEER)数据库的统计结果,最常见的组织学类型为乳头状癌(81.8%)、滤泡状癌(10.1%)和髓样癌(8.1%)。儿童甲状腺未分化癌非常罕见[1]。在成人中,女性和男性甲状腺癌发病率比为 4.4:1,乳头状癌和滤泡状癌比髓样癌发病率更高。儿童发生甲状腺癌的风险因素包括甲状腺腺体的放射线暴露史、基因遗传易感性及自身免疫性甲状腺炎[2](图 7-1)。

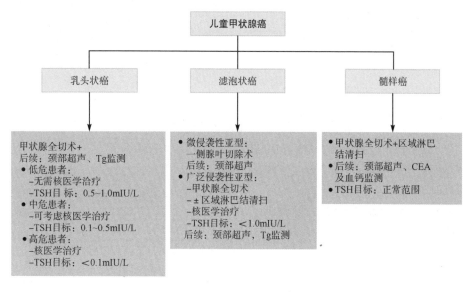

图 7-1   不同组织分型的儿童甲状腺癌处理方法

7.2   儿童甲状腺乳头状癌

与成人相比,儿童甲状腺乳头状癌(papillary thyroid cancer,PTC)存在多灶性、双侧和区域淋巴结转移的特点。尽管与成人相比儿童甲状腺乳头状癌的侵袭性较强,但儿童因 PTC 导致的远期死亡率低于 2%。组织学亚型包括经典型、实性型、滤泡型、弥漫性硬化型以及与高侵袭性相关的高细胞亚型[2]。

7.2.1   处理原则

(1)甲状腺全切除——伴或不伴颈部淋巴结清扫(见后文手术管理部分)。

（2）手术后6周进行危险分层。

（3）根据风险水平使用左甲状腺素行 TSH 抑制治疗。

（4）根据风险级别决定是否进行放射性碘治疗（radioactive iodine therapy,RAI）。

（5）长期监测内容包括：Tg 水平、甲状腺超声和（或）甲状腺核素显像。术后并发症的管理内容包括甲状旁腺功能减退和声音功能受损。

（6）转移性疾病的治疗,包括重复[131]I、外照射放疗、手术切除及辅助治疗（如酪氨酸激酶抑制剂）。

7.2.2 复发风险分类

根据美国癌症联合委员会（American Joint Committee on Cancer,AJCC）原发灶、淋巴结转移、远处转移（tumor,lymph nodes,metastases,TNM）分期系统的分期情况,可以对患儿划分危险等级。**低风险组**指肿瘤组织仅局限于甲状腺腺体内。**中风险组**（伴中央区淋巴结及咽后区淋巴结转移患者）的远处转移风险较低,但颈部复发风险增高。**高风险组**包括广泛的颈外侧淋巴结转移或局部侵袭性疾病（突破甲状腺包膜）,此类患者无法完整切除,颈部复发及远处转移的风险较高[2]。

7.2.3 促甲状腺激素抑制治疗

术后使用左甲状腺素治疗的目标有两个:一是替代甲状腺切除后甲状腺素不足的问题;二是通过抑制 TSH 来抑制甲状腺癌细胞的生长。甲状腺球蛋白（Tg）是一种甲状腺特异性、TSH 应答蛋白,由正常和分化的甲状腺癌组织制造和分泌,是一种敏感的甲状腺组织标记物。根据危险分级不同,TSH 的治疗目标值不同:低风险患者应给予足够的甲状腺激素,通常为 $1.7 \sim 2\mu g/(kg \cdot d)$,需将 TSH 抑制在 0.5～1.0mIU/L;中风险患者的 TSH 需抑制在 0.1～0.5mIU/L;高风险患者的 TSH 值应 <0.1mIU/L。术后6周时可以监测 Tg 的指标,以评估是否需要进一步行[131]I 治疗以清除明显残余的甲状腺组织[2]。

7.2.4 颈部超声

术后 6～12 周后如果 Tg 指标升高,可以考虑使用颈部超声进一步评估,确认是否仍有组织残留（剩余甲状腺组织或残余肿瘤组织）。如果仍有残留,应考虑重新手术清除后再行后续 RAI 治疗。

7.2.5　放射性碘（¹³¹I）治疗

以往对所有甲状腺乳头状癌患儿都推荐使用放射性碘治疗。由于死亡风险较低,且放射性碘治疗可能诱发其他恶性肿瘤,因此现在仅推荐对中、高风险患儿行[131]I 治疗。

在行[131]I 治疗之前,患儿需要停止服用左甲状腺素片 2 ~ 3 周,使 TSH 值高于 30mIU/L。对于不能耐受甲状腺功能减退状态的患儿可以给予重组促甲状腺激素(rhTSH)注射液 0.1mg,肌内注射,每天 2 次。在进行[131]I 治疗前,患儿应低碘饮食以增加[131]I 在甲状腺组织的摄取。所有青春期后的女孩在放射治疗前都必须有妊娠试验阴性的记录,因为[131]I 治疗对胚胎有致畸性。刺激后的 Tg (TSH 高于 30mIU/L 时检测的 Tg)可作为肿瘤标记物。

[123]I 或者低剂量的[131]I 可以用来评估颈部、肺部及骨转移的程度。如果发现淋巴结转移严重,在[131]I 治疗前应考虑甲状腺超声检查和外科会诊。

总的来说,对儿童患者行[131]I 治疗的经验性给药剂量可基于体重(患儿体重/70kg)计算,或者根据传统成人体表面积计算,也可以按 1.0 ~ 1.5mCi/kg 体重计算剂量。对于需要重复接受[131]I 治疗、担心发生骨髓抑制或伴有广泛肺转移的患儿,在计算剂量时可能会比较保守[2]。除此之外,我们仍需对接受 RAI 的儿童做相应的评估及准备。首先,评估患儿能否顺利吞咽放射性胶囊;其次,评估患儿能否与他人减少接触,独自隔离 24 ~ 48h;第三,评估患儿是否有良好的水合能力、家里是否有合适的用于隔离的空间(远离孕妇及婴儿)。同成人一样,[131]I 治疗结束后,建议患儿行全身扫描以明确是否存在远处摄碘的残余病灶。

7.2.6　长期随访

随访监测项目包括颈部超声、Tg 定量(包括 TSH 刺激及抑制的情况下)、对于无复发征象患儿的诊断性[123]I 检查。左甲状腺素治疗开始前及之后每 3 ~ 6 个月评估 Tg 水平,以观察其变化趋势。对于低风险患儿,2 年后可改为每年检测一次 Tg,不再升高即可;对于中、高风险患儿,应在 3 年后改为每年检测一次 Tg,并且术后 1 ~ 2 年应考虑检测 TSH 刺激的 Tg 联合或不联合诊断性[123]I 检查。当 TSH 抑制状态下检测到 Tg > 2ng/mL,或者刺激条件下的 Tg > 2ng/mL,则残余病灶的风险升高[2]。

术后 6 个月应行甲状腺超声检查,此后的 5 年推荐根据患者的风险水平,每6～12个月复查甲状腺超声。儿童甲状腺乳头状癌易出现局部复发或者颈部淋巴结转移,一旦发现颈部淋巴结肿大等,应建议在手术前先行细针抽吸活检(FNAB)。如果有可疑征象,应先行 FNAB 确诊后再进行手术,手术应尽可能切除全部病灶。

7.2.7　远处转移

大多数儿童甲状腺乳头状癌的远处转移都表现为肺部小结节,且多摄碘。因此,可通过反复的^{131}I 治疗和长期随访达到治疗疾病和控制疾病(即稳定的 Tg 水平)的目的。如果摄碘的肺转移灶病情稳定,应谨慎给予^{131}I 反复治疗。因为儿童更容易发生碘引起的肺纤维化。如果碘治疗非常必要,则应测定剂量,以限制正常肺实质的碘暴露剂量。

若患儿远处转移快速进展或症状显著,且无法接受手术或者^{131}I 治疗,应和肿瘤内科专家商讨是否给予酪氨酸激酶抑制剂。

7.3　儿童甲状腺滤泡状癌

相较于甲状腺乳头状癌,甲状腺滤泡状癌(follicular thyroid carcinoma,FTC)在儿童和成人中的发病率均较低,且男女发病比例基本相当。发病风险因素包括:碘缺乏、遗传性病变如 *PTEN* 错构瘤肿瘤综合征(如 Cowden 综合征)。甲状腺滤泡状癌的穿刺结果多为 Bethesda Ⅲ类或Ⅳ类(意义不明的异型性病变/意义不明的滤泡性病变或滤泡性肿瘤/可疑滤泡性肿瘤),基于这些发现,应由高水平的外科医生对患儿进行一侧腺叶切除或者甲状腺全切除。有时只能通过术后病理发现血管侵犯或者包膜侵犯时才能对患儿确诊。

初诊的结果决定了甲状腺滤泡状癌的后续治疗。术后病理将甲状腺滤泡状癌分为两种类型:一是复发及转移风险低的微侵袭性亚型;二是发病率及死亡率增加的广泛侵袭性亚型。单病灶、少有区域淋巴结转移、预后良好是微侵袭性亚型甲状腺滤泡状癌的特点,只需行单侧腺叶切除及后续常规治疗。广泛侵袭性亚型甲状腺滤泡状癌的特点包括:①肿瘤直径≥4cm;②侵犯 3 条或以上的血管;③易血行播散。微侵袭性亚型患者只需行一侧腺叶＋峡部切除,无需二次行全切手术。若为广泛侵袭性亚型,则需二次手术行甲状腺全切术,且术后若刺激 Tg > 10ng/dL,则应考虑行^{131}I 治疗[3]。术后复查时,进行一侧腺叶切除的患者可选择颈部超声检查,进行甲状腺全切术的患者不需要检查,因为 FTC 的区域淋巴结转移很罕见。

7.4 儿童甲状腺髓样癌

7.4.1 处理方法

儿童甲状腺髓样癌(medullary thyroid carcinoma,MTC)多为遗传性综合征——多发性内分泌肿瘤 2 型(multiple endocrine neoplasia 2,MEN2)的伴随疾病。不同于乳头状癌与滤泡状癌,甲状腺髓样癌起源于甲状腺的滤泡旁 C 细胞,这些细胞分泌降钙素,这一点是作为 C 细胞增生和癌的标志。MTC 还能分泌癌胚抗原(carcinoembryonic antigen,CEA),或偶然分泌少量的 ACTH。MEN 综合征是由胚系原癌 *RET* 基因的激活突变导致(转染期间的 *RE* 基因发生重排)。对于 *RET* 原癌基因的精细分析得到的特定基因型有助于预测预期的表型和发生 MTC 的风险。因此,对 MTC 患者的亲属进行基因检测以指导最佳手术时机及监测策略非常重要[4]。

在监测婴幼儿的血清降钙素时应注意,3 岁以下儿童的血清降钙素浓度普遍升高[5]。MTC 的主要治疗方案是在甲状腺包膜受侵前行手术切除。在 MEN - 2A 患儿中,如果术前降钙素 < 30pg/mL,且肿瘤直径 < 1cm,那么基本上不会发生区域淋巴结转移。MEN - 2B 患儿则应在出生后数月由高水平的外科医生行甲状腺全切 + 区域淋巴结清扫术,并仔细保留甲状旁腺。携带基因突变的 MEN - 2B 患儿,平均确诊年龄为 14 岁,此时肿瘤已发生扩散。

如果由于局部的侵袭性转移导致手术无法完全切除病灶,那么可以考虑使用外照射治疗,但这类患儿的总体预后仍较差[6](表 7 - 1)。

7.4.2 术后管理

甲状腺髓样癌术后应使用左甲状腺素行甲状腺素替代治疗,但不需要行抑制治疗(不同于乳头状癌及滤泡状癌术后的患者)。应监测患者的血清钙水平并按需补充钙剂和维生素 D。复查项目则包括体格检查、颈部超声、TSH 水平以及血清钙和降钙素水平。

表7-1　MEN2综合征不同基因表型及相关治疗方案

类型	基因型	甲状腺髓样癌（MTC）发生风险	手术	预后及监测
MEN-2B（多发性黏膜神经瘤，马方综合征，嗜铬细胞瘤）	M918T	HST（最高）	·甲状腺全切术 ·＜1岁，考虑Ⅵ区淋巴结切除	·术后1年每个月复查血清钙水平和癌胚抗原（CEA），之后每年1次 ·11岁时筛查嗜铬细胞瘤
MEN-2A（甲状旁腺功能亢进，嗜铬细胞瘤，皮肤苔藓淀粉样变性，巨结肠病变）	C634F/G/R/S/W/Y	H（高）	·5岁前行甲状腺全切术	·术后1年每个月复查血清钙水平和CEA，之后每年1次 ·11岁时筛查嗜铬细胞瘤
MEN-2A（甲状旁腺功能亢进，嗜铬细胞瘤，皮肤苔藓淀粉样变性，巨结肠病变）	其他所有基因型	Mod（中等）	·血清钙水平持续升高时行甲状腺全切术	·术后1年每个月监测血清钙水平，之后每年1次 ·16岁时筛查嗜铬细胞瘤

　　如果髓样癌患者发生局部进展或远处转移，治疗目标应是缓和症状并最大限度地减少并发症。如果术后降钙素水平超过150pg/mL，应使用包括颈部超声、胸部CT、肝脏、骨MR、PET/CT、全身骨显像等方法定位转移病灶。目前临床上使用的几种酪氨酸激酶抑制剂尚未能明确提高患者的生存期[6]。尽管如此，Vandetanib仍获批用于治疗MEN综合征的晚期髓样癌患儿[7]。其他酪氨酸激酶抑制剂仍在进行临床试验[4]。

参考文献

[1] Dermody S, Walls A, Harley EH Jr. Pediatric Thyroid Cancer: An Update from the SEER Database 2007 – 2012. Int J Pediatr Otorhinolaryngol, 2016, 89:121 – 126.

[2] Francis GL, Waguespack SG, Bauer AJ, et al. Management Guidelines for Children with Thyroid Nodules and Differentiated Thyroid Cancer. Thyroid, 2015, 25(7):716 – 759.

[3] Spinelli C, Rallo L, Morganti R, et al. Surgical Management of Follicular Thyroid Carcinoma in Children and Adolescents: A Study of 30 Cases. J Pediatr Surg, 2019, 54(3): 521 – 526.

[4] Wells SA Jr, Asa SL, Dralle H, et al. Revised American Thyroid Association Guidelines for the Management of Medullary Thyroid Carcinoma. Thyroid, 2015, 25(6):567 – 610.

[5] Eckelt F, Vogel M, Geserick M, et al. Calcitonin Measurement in Pediatrics: Reference Ranges are Gender-Dependent, Validation in Medullary Thyroid Cancer and Thyroid Diseases. Clin Chem Lab Med, 2019, 57(8):1242 – 1250.

[6] Viola D, Elisei R. Management of Medullary Thyroid Cancer. Endocrinol Metab Clin North Am, 2019, 48(1):285 – 301.

[7] Valerio L, Pieruzzi L, Giani C, et al. Targeted Therapy in Thyroid Cancer: State of the Art. Clin Oncol (R Coll Radiol), 2017, 29(5):316 – 324.

第 **8** 章

儿童甲状腺手术

Jessica Fazendin, Brenessa Lindeman

8.1 引 言

　　若手术适应证明确,在确保安全的前提下,外科医生应依据手术原则选择恰当的时机进行手术。前面几章介绍了儿童甲状腺疾病的手术适应证,本章将介绍儿童甲状腺疾病的手术治疗,包括术中重要的解剖结构和手术操作方法,以及术后相对少见的并发症[1]。

8.2　甲状腺解剖

内分泌外科专家在开展甲状腺手术之前必须充分了解腺体相关的解剖。甲状腺位于气管的前侧方,通过 Berry 韧带附着于气管表面。标准的甲状腺有两侧叶,形状像蝴蝶,重量为 15～20g。甲状腺的动静脉血供比其他内分泌器官都丰富。甲状腺的血供来源于 2 根动脉及其分支。甲状腺上动脉是颈外动脉的第 1 个分支,给甲状腺上极供血;甲状腺下动脉起自甲状颈干,给甲状腺下极供血。上下两对甲状旁腺的血供也来源于甲状腺下动脉。甲状腺的静脉有甲状腺上、中、下静脉,甲状腺上、中静脉回流至颈内静脉,甲状腺下静脉回流至头臂静脉。甲状腺的淋巴网非常丰富,淋巴引流至气管前、喉、气管周围和锁骨下淋巴结。最主要的引流淋巴结是位于中央区的气管旁淋巴结[2]。

手术医生必须充分了解甲状腺周围的神经才能安全地进行手术,即喉返神经(recurrent laryngeal nerve,RLN)和喉上神经。喉返神经支配喉内肌、声门和喉的感觉和运动,喉上神经外侧支支配环甲肌的运动。

8.3　手术技术

近年来甲状腺手术的创新性技术主要包括腔镜技术和微创技术,但是这些新技术尚未应用于小儿外科,因此本书将重点介绍传统的颈前入路开放手术。

8.3.1　术前准备和患者体位

患儿取仰卧位或者改良半卧位(类似于躺在沙滩椅上),将双臂固定于身体两侧,颈过伸。根据外科医生的判断,术中可使用带有肌电图神经监测的气管插管用于刺激迷走神经、喉返神经和喉上神经。需要注意的是,神经探测仪的使用不能替代术中专业细致的解剖。文献显示,即使是经验丰富的外科医生,术中使用神经探测仪也不能降低初次手术的神经损伤风险,只能降低二次手术的神经损伤风险[3]。

8.3.2　切口设计和甲状腺暴露

常规取颈部横弧形手术切口,长 3～5cm,距胸骨上切迹 1～2 横指,距环状软骨至少1横指,也可根据甲状腺位置和手术范围做适当的调整。切口尽量隐藏于颈部皮纹内,横行切开皮下组织和颈阔肌,在颈阔肌深面向上、向下游离皮瓣。术中注意保护颈前静脉,将颈前静脉留在带状肌表面,沿颈白线分开胸骨甲状肌和胸骨舌骨肌,将胸骨甲状肌纤维从甲状腺表面牵开。在打开气管旁间隙前,如果有神经探测仪,就可以刺激迷走神经,检测到完整的信号回路。在打开气管旁间隙的过程中通常会看到甲状腺中静脉,可以将其分离并结扎(见彩图 8-1)。

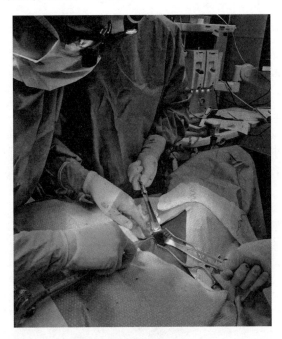

图 8-1　术中显露的甲状腺

8.3.3　甲状腺牵拉

常规先处理甲状腺上极。甲状腺上动脉不仅给甲状腺供血,也将甲状腺固定在颈部高位。将血管从甲状腺分离并结扎的过程中可以使用手工、手术夹或者多种能量器械[Harmonic$^{©}$(Ethicon, Sommerville, NJ), Ligasure$^{©}$(Covidien, Minneapolis, MN)]。喉上神经的外侧支常走行于喉外侧肌表面,术中注意小心保留。注意紧贴甲状腺被膜进行解剖游离。游离完甲状腺上极后,将甲状腺腺叶向内、向前旋转,即可辨认甲状腺背面的重要结构。

8.3.4　喉返神经定位

牵开甲状腺后,为了降低喉返神经损伤的风险,一定要找到喉返神经。喉返神经走行于气管食管沟内,位于甲状腺下动脉旁边,平行于气管走行。神经探测仪能够帮助确认神经走行位置,外科医生仔细解剖和肉眼识别神经后,神经仍保持其正常功能。术中应优先探查喉返神经,一旦确认,应向上追踪其全程,直至到达入喉前的特征性转弯处。

8.3.5　甲状旁腺保留

在切除甲状腺的过程中,术者应注意保留每一个甲状旁腺。轻轻地把甲状旁腺从甲状腺表面分离开,将其保留于血管蒂表面,操作过程中应特别注意,细致解剖。若不小心切断了甲状旁腺的血供,应完整切除,将其放入冰盐水中,以备移植到带状肌或胸锁乳突肌内。

8.3.6　甲状腺切除

当保留好甲状旁腺和喉返神经后,可以游离并切断甲状腺下动脉(见彩图8-2)。为了尽量减少副损伤,操作过程中尽可能贴近甲状腺被膜,可以

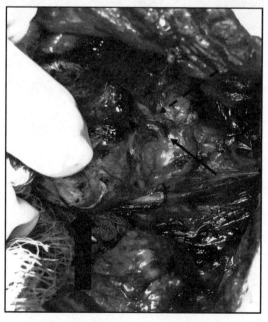

图8-2　甲状腺术中解剖图:粗箭头指向术野中甲状腺被从气管表面翻折的位置;实箭头指向完整保存的甲状旁腺;虚箭头指向从甲状腺表面小心游离下来的喉返神经

使用手、血管夹或者能量器械切断所有的小分支血管。切断 Berry 韧带后，可将甲状腺从气管表面分离。最后切断峡部，切除甲状腺一侧叶，如果有必要，可以重复上述步骤切除另一侧叶。切除标本后，仔细检查术区有无出血。如果使用神经探测仪，则术中随时可以探查迷走神经信号，确保喉返神经完好。

8.3.7　切口关闭

用可吸收线缝合中间的带状肌，很多外科医生会在带状肌下方留一个小孔，若术后形成血肿，可以给气管旁间隙减压。用可吸收线横行缝合颈阔肌和皮肤，然后在皮肤表面使用外科胶水（Dermabond©，Ethicon，Somerville，NJ）或者胶条（见彩图8-3）。

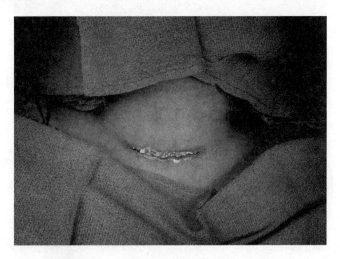

图8-3　甲状腺术后的颈部沿皮纹横切口

8.4　术后康复

大部分甲状腺手术都可以通过日间手术完成。甲状腺全切术后，常规在恢复室检测甲状旁腺激素（parathyroid hormone，PTH）水平，预估是否会出现低钙血症。若甲状旁腺激素水平比较低，需要给予患者碳酸钙片（Tums©）和（或）骨化三醇。术后2周再次检测血清钙和PTH水平。

因为术中使用气管插管，术后患儿可能会出现喉痛。可以用布洛芬和(或)对乙酰氨基酚止痛。术后无需拆除缝线和限制活动,几天后就可以上学。

甲状腺全切术后常规第1天开始甲状腺素替代治疗(见彩图8-4),术后2周、6周分别检测 TSH 水平。

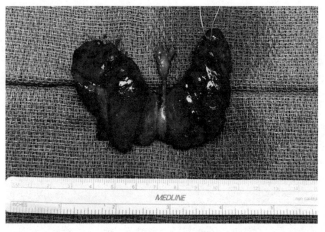

图8-4　甲状腺全切术后标本,包含甲状腺双侧叶、峡部和中间的锥状叶,挂线部位为左叶上极

8.5　手术并发症

如手术技术一节所述,甲状腺切除术中一定要小心保留颈部神经。若喉上神经受损,患者会出现音调变化和偶尔吞咽困难。若一侧喉返神经受损,术后患者会出现典型的声音嘶哑或耳语音,大部分数周到数月恢复。若双侧喉返神经受损,术后双侧声带固定,须行气管切开避免气道堵塞。近期一项单中心大样本量的研究显示,暂时性和永久性声音嘶哑的发生率分别为1.9%和0.4%。文献显示,甲状腺切除术中损伤甲状旁腺后,暂时性低钙血症发生率最高达7.9%,小部分患者会出现永久性低钙血症。后者在甲亢和低龄患者中的发生率较高,需要做广泛淋巴结清扫的患者发生率也高。少数患者(1.3%)需要二次手术以清除血肿[4]。幸运的是,这些并发症的发生率比较低,如果由经验丰富的外科医生完成手术,且术后没有长期并发症,儿童甲状腺手术的预后普遍很好[5,6]。

参考文献

［1］Al-Qurayshi Z, Robins R, Hauch A, et al. Association of Surgeon Volume with Outcomes and Cost Savings Following Thyroidectomy: A National Forecast. JAMA Otolaryngol Head Neck Surg, 2016,142(1):32 – 39.

［2］McMullen TPW, Delbridge LW. Thyroid Embryology, Anatomy, and Physiology: A Review for the Surgeon//Hubbard JGH, Inabnet WB, Lo CY, et al. editors. Endocrine Surgery: Principles and Practice. London: Springer-Verlag, 2011: 3 – 16.

［3］Barcynski M, Konturek A, Pragacz K, et al. Intraoperative Nerve Monitoring Can Reduce Prevalence of Recurrent Laryngeal Nerve Injury in Thyroid Reoperations: Results of A Retrospective Cohort Study. World J Surg, 2014,38(3):599 – 606.

［4］Baumgarten HD, Bauer AJ, Isaza A, et al. Surgical Management of Pediatric Thyroid Disease: Complication Rates after Thryoidectomy at the Children's Hospital of Philadelphia High-Volume Pediatric Thyroid Center. J Ped Surg Oct , 2019,54(10): 1969 – 1975.

［5］Burke JF, Sippel RS, Chen H. Evolution of Pediatric Thyroid Surgery at a Tertiary Medical Center. J Surg Res, 2012 ,177(2):268 – 274.

［6］Bargren AE, Meyer-Rochow GY, Delbridge LW, et al. Outcomes of Surgically Managed Pediatric Thyroid Cancer. J Surg Res,2009,156(1):70 – 73.

第 9 章

甲状旁腺功能的实验室检查

Allen W. Root

9.1 钙平衡的调节

甲状旁腺激素(parathyroid hormone,PTH)是维持钙磷动态平衡系统稳定的必要成分。该系统的稳定主要由 PTH 和维生素 D 的初级活性代谢产物骨化三醇[$1,25-(OH)_2D_3$]相互作用来维持。PTH 和骨化三醇可以影响小肠对钙磷的吸收,近端肾小管重吸收钙和排出磷,成骨细胞把这些物质沉积到骨骼,破骨细胞溶解出这些物质(见彩图 9-1、9-2)[1]。降钙素是由甲状腺滤泡旁 C 细胞生成,在钙磷调节过程中起次要作用,可减少骨钙的释放,增加尿钙排泄,从而降低血清钙水平。40% 的血清总钙与白蛋白或者球蛋白结合,10% ~15% 与柠檬酸盐、磷酸盐、乳酸盐、碳酸氢和硫酸盐结合,45% ~50% 处于有生物活性游离状态或离子钙(Ca^{2+})。当血液 pH 值发生变化时,钙的分布变化会引起 Ca^{2+} 浓度变化,酸中毒时 Ca^{2+} 与白蛋白结合降低,碱中毒时升高。由 *CASR* 编码的钙敏感受体(CaSR)是鸟苷三磷酸偶联的七跨膜受体,分布于甲状旁腺内分泌 PTH 的主细胞、肾小管上皮细胞和成骨细胞的细胞膜上。主要功能是感受循环中的 Ca^{2+}。当 Ca^{2+} 浓度下降时,甲状旁腺内的 CaSR 激活细胞内的磷酸酰肌醇4,5双膦酸信号传导通路,提高 PTH 的合成和分泌,引起细胞内 Ca^{2+} 大量释放。当血清 Ca^{2+} 浓度升高时,甲状腺滤泡旁细胞分泌的降钙素可抑制破骨细胞的再吸收,从而降低血清钙水平。检测 Ca^{2+} 浓度时,患者最好禁食、保持平静,采血过程中不使用止血带,将血液标本收集至有凝胶分离器的采血管内。必要时可使用含锂和肝素的采血管测定 Ca^{2+} 水平。采用离子选择电极检测 Ca^{2+} 浓度。出生前和出生时血清钙

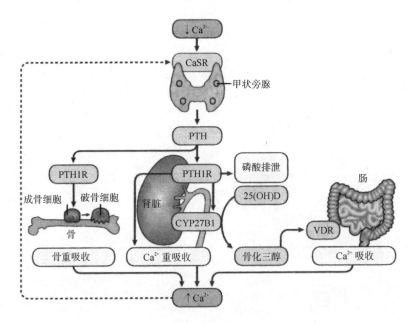

图9-1　钙平衡的调节。甲状旁腺激素(PTH)和骨化三醇[$1,25-(OH)_2D_3$]可促进小肠、肾小管和骨的钙吸收。钙敏感受体(CaSR)通过调节甲状旁腺和肾小管活性调节 Ca^{2+} 水平。低钙或低磷都可以刺激肾小管分泌骨化三醇,骨化三醇可增加小肠对钙磷的吸收。PTH 可促进肾小管重吸收钙,抑制磷的重吸收。血清钙水平升高时会抑制 PTH 分泌[成纤维细胞生长因子23(FGF23)是一种成骨细胞和骨细胞分泌的调磷因子,可抑制肾小管重吸收磷和骨化三醇的合成。甲状腺 C 细胞分泌的降钙素可抑制骨钙吸收](经允许引自参考文献9)

水平比较高,出生后第一个 24h 内,血清钙水平开始下降。1 岁以上的儿童中,总血清钙水平随年龄变化而变化:1 ~ 5 岁为 9.4 ~ 10.8mg/dL;6 ~ 12 岁为 9.4 ~ 10.2mg/dL;>20 岁为 8.8 ~ 10.2mg/dL。Ca^{2+} 水平:出生后 1 个月为 5.2 ~ 6.1mg/dL;3 个月为 5.2 ~ 6.0mg/dL;12 个月为 5.0 ~ 5.6mg/dL;年龄更大的儿童为 4.8 ~ 5.3mg/dL(1.20 ~ 1.40mmol/L)。低蛋白和低白蛋白血症患儿的总钙水平也比较低,白蛋白每降低 1g/dL,总钙浓度降低 0.8mg/dL。可以依此进行估算,但是预估值与检测的浓度值之间的一致性有限[2]。

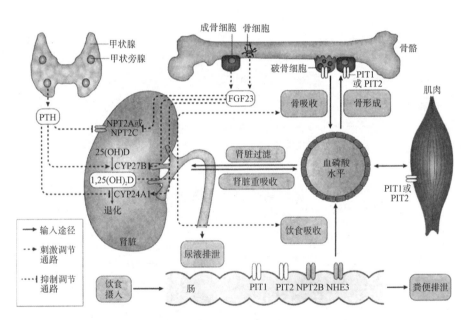

图 9 - 2　磷平衡的调节。人体摄入磷后,在胃肠道中通过细胞旁机制被动吸收,也通过磷酸盐共转体(NP2B、NHE3、PIT1 和 PIT2)进行主动吸收。甲状旁腺激素(PTH)和成纤维细胞生长因子 - 23(FGF23)通过减少肾小管磷酸盐共转体蛋白(NPT2A、NPT2C)的表达提高肾脏分泌磷酸盐,最终降低血清磷酸盐的水平。成骨细胞和骨细胞可以合成 FGF23;血清低磷水平、PHEX(磷酸盐调节基因,与 X 染色体上的内肽酶同源)和牙本质基质蛋白 1(DMP1),以及外核苷酸焦磷酸盐/磷酸二酯酶 1(ENPP1)都可以降低 FGF23 的合成,骨细胞也可以合成后三者。PTH 可提高骨化三醇的合成,而 FGF23 抑制其合成(经允许引自参考文献10)

9.2　磷平衡的调节

磷酸盐分布广泛,含量仅次于钙;DNA 和 RNA 内、能量代谢过程中三磷酸腺苷(adenosine triphosphate,ATP)、细胞膜的组成、多个信号传导通路和骨盐 – 羟基磷灰石都含有磷酸盐。磷酸盐主要经十二指肠和空肠吸收,通过肾小球滤出,经肾小管再吸收或通过尿液排泄,与钙结合成羟基磷灰石后沉积于骨,之后也可以被破骨细胞再吸收。血清钙和磷浓度变化通常呈负相关,钙 × 磷酸盐 ≈ 30。血清磷酸盐浓度随年龄升高而下降:出生后 0 ~ 5d 为4.8 ~ 8.3mg/dL;1 ~ 3 岁为3.8 ~ 6.5mg/dL;4 ~ 11 岁为3.7 ~ 5.6mg/dL;12 ~ 15 岁为2.9 ~ 5.4mg/dL;16 ~ 19 岁为2.7 ~ 4.7mg/dL;成人为 2.5 ~ 4.5mg/dL。

9.3　甲状旁腺激素

甲状旁腺有两对,甲状旁腺内的主细胞合成并分泌甲状旁腺激素(PTH)。在胚胎学上,甲状旁腺生发于第三(两个下旁腺)、第五(两个上旁腺)咽囊的背侧;偶尔在纵隔或者甲状腺内可以找到第 5 个甲状旁腺。前体PTH 由 115 个氨基酸组成[3],剪切后的 PTH 由 84 个氨基酸组成。在血液循环中,完整的有生物活性的 PTH 含有 84 个氨基酸,含氨基末端的片段可能有(或无)生物活性,含羧基末端的片段有生物活性。免疫分析结果显示,完整的 PTH 血清浓度为 10 ~ 55pg/mL,氨基末端 PTH 浓度为 8 ~ 24pg/mL,羧基末端 PTH 浓度为 50 ~ 330pg/mL。由 *PTH1R* 编码的 PTH 受体与 7 次跨膜G 蛋白偶联,PTH 与之结合后信号传导至细胞内。PTH 的作用是从骨组织内动员钙,促进肾小管重吸收钙,抑制肾小管重吸收磷,促进磷经尿液排泄。PTH 还可促进环磷酸腺苷(cAMP)的尿液排泄(Ellsworth-Howard 检查:利用人工合成的 PTH[1-34]检查肾小管对 PTH 的反应。肾小管功能正常的受试者使用 PTH[1-34]后,肾脏分泌磷酸盐和 cAMP 会增加)。PTH 促进有生物活性的骨化三醇的合成,骨化三醇是维生素 D 的代谢产物(见下文)。类甲状旁腺激素(parathyroid hor-mone-like hormone, PTHLH)含有 141 个氨基酸,由PTH1R 调节其活性,与 PTH 有许多共同的生物活性;血清 PTHrP 浓度常 <2pmol/L。当甲状旁腺增大后,多种影像检查都可以辨识,比如超声、加/不

加[123]I 的[99]Tc 标记的甲氧基异丁基异腈(^{99m}Tc-MIBI)核素显像、CT 和 MRI。多种杂交技术也可以看到增大的甲状旁腺,例如[11]C - 蛋氨酸正电子发射断层扫描(PET),[11]C - 胆碱 PET/CT 和 3T 的 PET/MRI[4,5]。一系列的检查手段都可以帮助在术中定位有功能的甲状旁腺组织,例如术前和切除可疑肿块后多次检测 PTH 血清浓度,以及近红外自发荧光显像叠加到手术视野影像技术,但是前者既贵又费时[6]。

9.4　降钙素

降钙素含有 32 个氨基酸,由甲状腺滤泡旁细胞或"C"细胞合成,可以抑制骨组织内钙和磷的溶出,增加尿钙的排泄。降钙素与受体结合后起作用,其受体由 *CALCA* 编码,与 7 次跨膜 G 蛋白偶联。随着血清 Ca^{2+} 浓度升高,甲状腺 C 细胞分泌降钙素增多。正常情况下,新生儿的降钙素浓度最高(1 月龄 <34pg/mL),以后会逐渐下降(儿童和成人 <14pg/mL)。

9.5　维生素 D

经过紫外线照射后,皮肤可以合成维生素 D(胆钙化醇 - 维生素 D_3),或来源于动物或植物的钙化醇(维生素 D_2)。在肝脏内,维生素 D_3 的 25 - C 端被羟基化[生成 25 - (OH)D_2 = 骨化二醇],之后在肾小管内 1 - C 端被羟基化[生成 1,25 - (OH)D_3 = 骨化三醇],骨化三醇与核维生素 D 受体和维生素 A 受体结合后,可以调节靶向基因的表达。骨化二醇的血清浓度反映了体内维生素的存量。结合高钙血症,血清骨化二醇浓度的意义是:维生素 D 缺乏时 <12ng/mL;不足时为 12 ~ 20ng/mL;充足时 >20 ~ 50ng/mL;中毒时 >100ng/mL。

9.6　成纤维细胞生长因子 23

成纤维细胞生长因子 23(fibroblast growth factor-23,FGF23)是一种褪黑素,一种可以抑制肾小管重吸收磷的蛋白质,也可减少肾脏合成骨化三醇,从而抑制钙磷经肠道吸收,增加水溶性 $1,24,25-(OH)_3D$ 的合成和尿排泄[9]。FGF23 优先由成骨细胞和骨细胞分泌,可与酪氨酸激酶 FGF 受体 1,2 和 3 的"C"异构体链接。αKlotho/ FGFR1(Ⅲc)/硫酸乙酰肝素是一种二聚共受体的三元复合物,FGF23 与之结合后,可抑制肾小管重吸收磷,合成骨化三醇,抑制 PTH 分泌。FGF23 的正常血清浓度是 5~210U/mL,不同原因导致的血磷酸减少症患者会出现血清浓度的升高。

9.7　儿童低钙血症和高钙血症评估

　　详细询问病史和查体后,通过检测血清总钙、Ca^{2+}、磷、肌酐和完整 PTH^{1-84} 来评估钙平衡的紊乱[7]。先明确血清钙水平的高低,再决定是否需要做进一步的检查。若没有肠道吸收障碍和严重肾功能不全,对于检测到低钙、高磷的患儿,若多次检查显示血 PTH 低或无法检测到,最有可能的诊断是甲状旁腺功能减退,建议寻找甲状旁腺功能障碍的原因,例如遗传性甲状旁腺不发育或发育不全(如 Di-George 综合征,由第三和第四鳃囊结构的异常分化引起;*GATA3*、*NEBL*、*TBCE* 和 *CHD7* 的变异也可能与甲状旁腺发育异常有关;PTH 的变异可能导致其产物合成异常)。破坏性的自身免疫病也可影响甲状旁腺(单发或合并与 *AIRE* 变异相关的 1 型自身免疫性多内分泌综合征),宫颈术后并发症也可以影响甲状旁腺。编码钙感应受体的基因 *CASR*,若发生功能获得性变异,也可以抑制 PTH 的合成与分泌,最终导致低钙血症。若低钙高磷血症患儿的血清 PTH 浓度增高,应考虑 PTH 功能异常(伪甲状旁腺功能减退),原因是 *GNAS*1 基因突变导致其编码的鸟嘌呤核苷酸结合蛋白的 α 亚基发生变化。若低钙血症患者的血清 PTH 升高合并血磷浓度正常或偏低,原因可能是摄入减少或因维生素 D 缺乏引起的肠道吸收功能障碍(通过骨化二醇浓度低证实),或是维生素 D 代谢产物异常和骨化三醇合成异常。严重的肾功能不全也可以抑制骨化三醇的合成。若血清骨化三醇浓度高,可考虑维生素 D 受体结构异常。镁储存减少可合并 PTH 异常分泌,从而引起低钙血症。儿童低钙血症的评估见表 9-1,应将实验室检查结果与临床病因相对应。

表 9 - 1　儿童低钙血症($Ca^{2+}\downarrow$)评估

实验室检查结果	临床症状
$PO_4^-\uparrow$,肌酐正常,PTH↓	·甲状旁腺功能减退:
	－ 畸形:Di-George 综合征
	－ 基因(*PTH*, *GATA*3, *TBCE*, *CHD*7, *GCM*2, *CASR*, *FAM*111*A*)变异
	－ 自身免疫功能异常(孤立性或 APS1)
	－ 手术损伤
$Mg^{2+}\downarrow$	低镁血症
PTH↑	伪甲状旁腺功能减退(*GNAS*1, *STX*16)
肌酐↑	慢性肾病
总蛋白↓	低蛋白血症
$PO_4^-\downarrow$,25-(OH)D↓	维生素 D 缺乏

Ca^{2+}:钙离子;$PO4^-$:磷酸盐;PTH:甲状旁腺激素;APS1:自身免疫性多腺体综合征 1

　　多种原因可引起高钙血症,如 PTH 合成分泌增多,钙、维生素 D 摄入过多,药物或常活跃的青少年突然不动,或与并发症相关(如甲状旁腺功能亢进、肾上腺皮质功能减退、嗜铬细胞瘤)[8]。甲状旁腺功能亢进的原因很多,可能是原因不明的散发,或家族性单发,或合并 1、2 型多发性内分泌肿瘤综合征(MEN),或与 *CASR* 失功能的变异体相关,或体内存在 CaSR 的抑制性自身抗体。肿瘤患者的 PTHrP 的合成会增加。维生素 D 中毒和慢性肉芽肿性疾病患者体内的骨化三醇合成增加,从而使肠道钙吸收增加,引起高钙血症。多种药物(如锂、噻嗪类利尿剂和维生素 A)也可引起高钙血症,部分可促进骨钙溶出。儿童高钙血症和临床病因评估见表 9 - 2。

表9-2 儿童高钙血症(Ca^{2+}↑)评估

实验室检查结果	临床症状
PO_4^-↓,肌酐正常,PTH↑	·甲状旁腺功能亢进: −腺瘤:(MEN1,CDC73) −异位甲状旁腺 −甲状旁腺增生
PTH↓	·家族性良性高钙血症(CASR,GNA11,AP2S1) −威廉姆斯综合征(del17q11.23) −制动综合征 −乳碱综合征
PTHrP↑	·肿瘤形成
总蛋白↑	·高蛋白血症
PO_4^-↑,25−(OH)D↑, 1,25−(OH)D↑	·维生素D过量 ·肉芽肿性疾病(如结节病)

Ca^{2+}:钙离子;PO_4^-:磷酸盐;PTH:甲状旁腺激素;MEN:多发性内分泌肿瘤综合征

参考文献

[1] Root AW. Disorders of Mineral Metabolism//Sperling M. Pediatric Endocrinology. 5th. Elsevier,2019.

[2] Jafri L, Khan AH, Azeem S. Ionized Calcium Measurement in Serum and Plasma by Ion Selective Electrodes: Comparison of Measured and Calculated Parameters. Indian J Clin Biochem, 2014,29(3):327−332.

[3] Wiren KM, Potts JT Jr, Kronenberg HM. Importance of the Propeptide Sequence of Human Preproparathyroid Hormone for Signal Sequence Function. J Biol Chem, 1988,263(36):19771−19777.

[4] Parvinian A, Martin-Macintosh EL, Goenka AH, et al. 11C-choline PET/CT for Detection and Localization of Parathyroid Adenomas. Am J Roentgenol,2018,210(2):418−422.

[5] Purz S, Kluge R, Barthel H, et al. Visualization of Ectopic Parathyroid Adenomas. N Engl J Med 2013,369(21):2067−2069.

[6] McWade MA, Thomas G, Nguyen JQ, et al. Enhancing Parathyroid Gland Visualization Using a Near Infrared Fluorescence-Based Overlay Imaging System. J Am Coll Surg, 2019,228(5):730−743.

［7］ Carpenter T. Etiology of Hypocalcemia in Infants and Children. Uptodate,2019,2019:1 –
    30.

［8］ Shane E. Etiology of Hypercalcemia. Uptodate,2019:1 – 14.

［9］ Mannstadt M, Bilezikian JP, Thakker RV, et al. Hypoparathyroidism. Nat Rev Dis
    Primers,2017,3(1):17080.

［10］ Minisola S, Peacock M, Fukumoto S, et al. Tumour-Induced Osteomalacia. Nat Rev Dis
    Primers, 2017,3:17044.

甲状旁腺的影像学检查

Sophie Dream，Tracy S. Wang

10.1　引　言

　　原发性甲状旁腺功能亢进症(primary hyperparathyoidism，PHPT)在儿童中少见，发病率为(2～5)/100 000 人[1]。多年来，术中对 4 个甲状旁腺的探查是 PHPT 手术治疗的金标准。然而，大部分罹患 PHPT 的儿童和成人多是单发腺瘤[2]。因此，PHPT 患者术前显像可帮助甲状旁腺疾病的手术治疗，也就是说，若术前显像发现单个增大的甲状旁腺腺瘤，在术中辅助措施可行时，可做微创(直达腺瘤)的甲状旁腺切除术，这些辅助措施包括术中甲状旁腺激素(PTH)检测，可以明确切除是否彻底[3,4]。

　　依据生化检查和患者的病情可以明确诊断并安排手术，术前利用影像学检查定位非常重要。美国内分泌外科医生协会(American Association of Endocrine Surgeons,AAES)组织制定了"原发性甲状旁腺功能亢进症管理指南",对影像检查的重要性熟稔于心的专家对于需要行甲状旁腺切除的患者会建议完善术前影像学检查,此时定位的敏感度可增至92%[3]。术前准备阶段需完善影像学检查;如果结果阴性,也不能放弃甲状旁腺切除术[3]。另外,多腺体病(muliti-gland disease,MGD)患者的影像定位精确度明显更差[5]。确诊或者可疑 MGD 的患者不应常规进行微创甲状旁腺切除术,术前至少应行甲状腺超声检查以排除甲状腺合并疾病[3]。考虑到患者的年龄,建议高度可疑 MGD 的患者进行遗传咨询,这对于儿童来说尤为重要。

本章概述了甲状旁腺显像的选择。鉴于检索到的文献缺乏儿童患者信息,因此首先参考成人患者的文献,并依此类推到儿童患者。

10.2　超声检查

由于超声检查操作简单,可及性强,因此甲状旁腺腺瘤定位首选超声[4]。超声显像中,正常的甲状旁腺很小,无法看到。但是异常的甲状旁腺位于甲状腺旁,显像为低回声、圆形、实性肿块。在正常甲状旁腺的位置可以发现一个异常的甲状旁腺,它附着于甲状腺上极或者下极,或者位于其后方。多普勒超声可发现其滋养动脉(见彩图 10-1)。甲状旁腺图像放大后,周围可见高回声膜,这代表甲状旁腺与甲状腺之间有界限。这一点可以帮助鉴别甲状腺内的异常甲状旁腺和腺瘤样甲状腺结节[6]。

超声检查可用于诊断 PHPT 患者,也可用于评估甲状腺有无异常。25%~50% 的 PHPT 患者合并甲状腺异常,甲状旁腺切除术的术前准备中应该评估甲状腺,4%~6% 的患者可能合并甲状腺恶性肿瘤[7-9]。如果术前准备过程中超声检查发现 PHPT 同时合并甲状腺疾病,这样操作可减少二次手术率,从而降低并发症发生率,如甲状旁腺功能减退和喉返神经受损[3]。相比于在甲状旁腺切除术中偶然发现甲状腺结节的患者,在术前准备中已经对甲状腺结节进行了完善评估的患者可以明显减少不必要的甲状腺切除[10]。甲状腺结节的细针抽吸活检(FNAB)的推荐意见应遵循目前的甲状腺疾病文献和指南[11-14]。

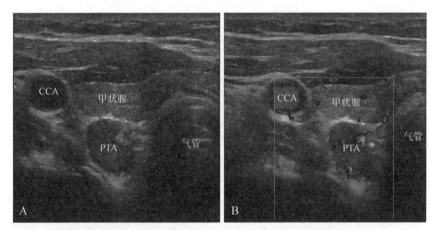

图10-1 A.右侧甲状旁腺腺瘤的超声横断面。B.彩色血流图显示了供血血量。
CCA:颈总动脉;PTA:甲状旁腺腺瘤

虽然甲状旁腺超声检查价格低、可及性强、无电离辐射,但是也存在一些缺点[15],包括对操作者依赖度高,单发腺瘤的敏感度为57%～89%,外科医生使用超声检查的敏感度是76%[16-18]。甲状旁腺位于气管后和食管后间隙内,位置深,因为超声下含气组织的穿透率很低,因此通常看不到。超声也不能发现纵隔内的腺体,因为前方的骨骼可以阻碍超声通过。

甲状腺内的甲状旁腺很难与甲状腺结节相区分,因为它们的超声图像都是圆形、实性、低回声结节。穿刺可偶尔发现位于甲状腺内的甲状旁腺腺瘤,细胞病理学上类似于甲状腺组织的滤泡性病变,但是可以通过甲状旁腺激素洗脱检查进行鉴别。不建议行甲状旁腺FNAB,因为活检存在甲状旁腺组织种植的风险,可导致良性甲状旁腺病和甲状旁腺癌的播散[3,19]。甲状旁腺FNAB也可引起疤痕增生,加大手术难度,引起相应的病理改变,有诱发甲状旁腺癌的可能[3,20-22]。

10.3 甲状旁腺核素显像

甲状旁腺核素显像技术始于1980年代,随着时间不断改进,目前已发展出多项技术,放射性药物、同位素剂量和图像采集过程均有所不同[23]。

10.3.1 平面核素显像

单同位素双相成像是最常用的平面核素显像方法之一。检查过程中应用一种同位素——^{99m}Tc 标记的甲氧基异丁基异腈(^{99m}Tc-MIBI），用药后采集多个时段的图像。单同位素双相显像检查过程中，注入静脉的^{99m}Tc-MIBI 可聚集于细胞的线粒体内。10～15min 时采集初始图像，90min 至 3h 再次采集图像。早期，^{99m}Tc 分布于腮腺、下颌下腺、唾液腺、甲状腺、心脏和肝脏。富含线粒体的嗜酸性细胞显像更突出，甲状旁腺腺瘤、甲状旁腺增生会引起^{99m}Tc-MIBI残留。甲状腺内^{99m}Tc-MIBI 的代谢比高功能甲状旁腺快。延迟显像可以定位异常甲状旁腺（图 10 - 2）。

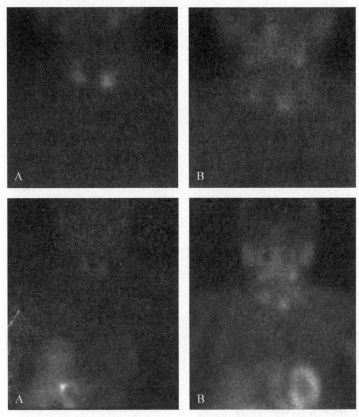

图 10 - 2　甲状旁腺双相平面显像。A. ^{99m}Tc-MIBI 注射后 15min。B. 2h 延迟显像显示左侧甲状旁腺腺瘤

另外一种平面甲状旁腺核素显像方法是双同位素单相减影成像。在检查过程中，使用^{99m}Tc-MIBI 后可获取高功能甲状旁腺和甲状腺的初始图像。第 2 个同位素是^{123}I 或^{99m}Tc 标记的高锝酸盐，只能显示甲状腺。两个图像经

数码技术结合并数字剪影后,放射活性强者即代表可能的高功能甲状旁腺。为了使人为误差最小化,两组图像必须是完全相同的,这要求患者长时间固定不动。

单同位素双相成像和双同位素单相减影成像相比,无法证实哪个更优,但是单同位素双相成像因为技术简单、图像质量高,应用更广泛[24,25]。平面核素显像技术对甲状旁腺腺瘤的敏感度变异范围较大,为34% ~ 74%[26-28]。

10.3.2 单光子发射计算机断层摄影

使用 SPECT 进行三维成像提高了高功能甲状旁腺定位的敏感度,达到了67% ~ 73%[27,29]。单光子发射计算机断层摄影(SPECT)从轴位成像,双探测器伽马探测系统取像。与^{99m}Tc-MIBI 平面核素显像类似,SPECT 也可获取初始和延迟图像。与甲状腺相比,SPECT 检查过程中高功能甲状旁腺可获取更多放射性示踪剂。而且,高功能甲状旁腺延迟清除,因此保留了放射性示踪剂。SPECT 显像也可以联合 CT 检查(SPECT/CT),提高解剖学定位精确度,二者的图像可以融合显示[23](见彩图 10 - 3)。SPECT/CT 的敏感度比 SPECT 高,可达77% ~ 94%[28-30]。

Wong 等做了一项关于甲状旁腺显像的荟萃分析,研究发现平面核素显像、SPECT 显像和 SPECT/CT 显像定位甲状旁腺腺瘤的能力在逐年增长,三者的敏感度分别是70%、74%和86%[28]。

10.4 四维 CT 扫描

四维(4D)CT 是一种针对甲状旁腺疾病的新显像技术,显示范围从下颌角到下颌隆凸,包含交叉截面成像、矢状位和冠状位的重新成像。该检查的第四维是随着时间对比增强。检查包含平扫、动脉期和静脉期图像[31]。在平扫图像上,甲状旁腺比甲状腺衰减低。因为异常的甲状旁腺血供丰富,动脉期快速增强,静脉期快速清除。甲状旁腺动脉期衰减最快,显像更清楚,血管显而易见(图 10 - 4)。与异常甲状旁腺相比,淋巴结增强较少,每个时相放射性都差不多。与超声和 MIBI 核素显像相比,4D-CT 的优势是敏感度高,能够准确定位增大的甲状旁腺,适用于 Perrier 命名法(一种依据位置给甲状旁腺分类的方法)[18,32]。

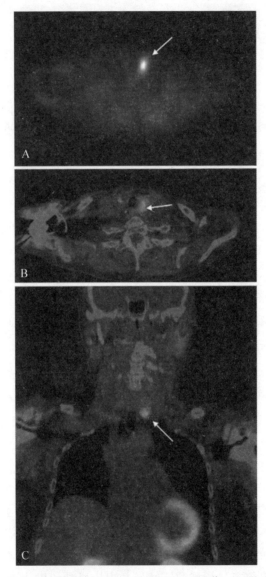

图 10-3　A.轴位 SPECT 图像。B.轴位 SPECT/CT 显像。C.冠状位 SPECT/CT
图像,甲状腺左叶下极的示踪剂浓集区符合左侧甲状旁腺腺瘤的诊断

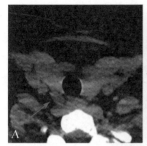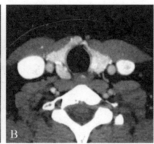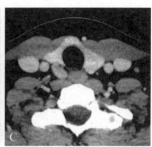

图 10-4　A. 轴位平扫图。B. 轴位早期增强期。C. 轴位晚期增强期。图像显示甲状旁腺结节位于气管食管沟内,动脉期增强,静脉期快速清除,一侧有血供

在一项关于术前 4D-CT 定位的荟萃分析中,Kluijfhout 等预估 4D-CT 准确定位甲状旁腺腺瘤于某一象限的敏感度是 73% (范围为 48% ~92%),准确定位某一侧的敏感度是 81%[33]。很多医疗中心在术前定位中常规使用 4D-CT,据报道单侧定位准确率为 93.7% ,象限定位准确率为 86.6%[34]。4D-CT 术前定位比 SPECT/CT 更准确[18,35]。4D-CT 的应用仍然存在争议,一些单位把它作为初始选择,还有一些单位在超声和核素显像结果不确定或者二次手术的情况下才选择 4D-CT[4]。

对于儿童患者来说,也要着重考虑射线暴露风险。Hunter 等预估应用 4D-CT 扫描(对比前期、对比期、早期延迟期和晚期延迟期)可使癌症发病率每年增加 0.0019%[34]。另外,一些研究估计,4D-CT 的辐射剂量是 SPECT/CT 的 57 倍,20 岁女性使用该检查后,相关的甲状腺癌风险是 0.1%[36]。使用多种方法可降低患者的射线暴露,但是达不到 MIBI 扫描那么低的水平[37]。

10.5　甲状旁腺多腺体病

与单发腺瘤相比,甲状腺多腺体病(MGD)患者术前定位异常甲状旁腺的准确性比较低,因为腺体较小[5,38]。超声和核素显像检查 MGD 患者的敏感度分别是 35% 和 45%[39]。4D-CT 的敏感度是 45% ~85.7% 。一些学者更提倡对疑似 MGD 的患者采用 4D-CT 检查,因为它可以准确定位多个增大的甲状旁腺[18,40,41]。确诊或可疑的 MGD 患者无须常规进行微创甲状旁腺切除术,至少应该完善术前甲状腺超声检查以排除合并的甲状腺疾病[3]。

10.6　总　结

在甲状旁腺微创手术的时代,术前影像学定位异常甲状旁腺适用于除了疑似 MGD 以外的所有患者。无论是成人还是儿童,都建议患者进行遗传咨询和基因检测,以排除家族性内分泌疾病的可能。因为后者会影响甲状旁腺的手术时机和手术范围。计划行甲状旁腺切除术前,我们会常规行颈部超声和 4D-CT 检查,定位增大的甲状旁腺,必要时评估并发甲状腺结节的情况。选择哪种术前影像检查方法应该参考本机构现有的技术条件,过去的数据显示该技术的敏感度和特异度,以及能否对这些检查方法的结果做出专业性解释。

参考文献

[1] Kollars J, Zarroug AE, van Heerden J, et al. Primary Hyperparathyroidism in Pediatric Patients. Pediatrics,2005,115(4):974－980.

[2] Burke JF, Chen H, Gosain A. Parathyroid Conditions in Childhood. Seminars Pediatric Surg,2014,23(2):66－70.

[3] Wilhelm SM, Wang TS, Ruan DT, et al. The American Association of Endocrine Surgeons Guidelines for Definitive Management of Primary Hyperparathyroidism. JAMA Surg,2016,151(10):959－968.

[4] Wang TS, Pasieka JL, Carty SE. Techniques of Parathyroid Exploration at North American Endocrine Surgery Fellowship Programs: What the Next Generation is Being Taught. Am J Surg,2014,207(4):527－532.

[5] Solorzano CC, Carneiro-Pla D. Minimizing cost and Maximizing Success in the Preoperative Localization Strategy for Primary Hyperparathyroidism. Surg Clinics North Am,2014,94(3):587－605.

[6] Yabuta T, Tsushima Y, Masuoka H, et al. Ultrasonographic Features of Intrathyroidal Parathyroid Adenoma Causing Primary Hyperparathyroidism. Endocr J,2011,58(11): 989－994.

[7] Morita SY, Somervell H, Umbricht CB, et al. Evaluation for Concomitant Thyroid Nodules and Primary Hyperparathyroidism in Patients Undergoing Parathyroidectomy or Thyroidectomy. Surgery,2008,144(6):862－866, discussion 6－8.

[8] Sidhu S, Campbell P. Thyroid Pathology Associated with Primary Hyperparathyroidism. Australian NZ J Surg,2000,70(4):285－287.

[9] Wright MC, Jensen K, Mohamed H, et al. Concomitant Thyroid Disease and Primary Hyperparathyroidism in Patients Undergoing Parathyroidectomy or Thyroidectomy. Gland

Surg，2017，6(4)：368 – 374.

[10] Milas M，Mensah A，Alghoul M，et al. The Impact of Office Neck Ultrasonography on Reducing Unnecessary Thyroid Surgery in Patients Undergoing Parathyroidectomy. Thyroid，2005，15(9)：1055 – 1059.

[11] Haugen BR，Alexander EK，Bible KC，et al. 2015 American Thyroid Association Management Guidelines for Adult Patients with Thyroid Nodules and Differentiated Thyroid Cancer：The American Thyroid Association Guidelines Task Force on Thyroid Nodules and Differentiated Thyroid Cancer. Thyroid，2016，26(1)：1 – 133.

[12] Tessler FN，Middleton WD，Grant EG，et al. ACR Thyroid Imaging，reporting and Data System (TI-RADS)：White Paper of the ACR TI-RADS Committee. JACR，2017，14 (5)：587 – 595.

[13] Haddad RI，Nasr C，Bischoff L，et al. NCCN Guidelines Insights：Thyroid Carcinoma，Version 2. 2018. J National Compr Cancer Netw，2018，16(12)：1429 – 1440.

[14] Gharib H，Papini E，Garber JR，et al. American Association of Clinical Endocrinologists，American College of Endocrinology，and Associazione Medici Endocrinologi Medical Guidelines for Clinical Practice for the Diagnosis and Management of Thyroid Nodules-2016 Update. Endocr Pract，2016，22(5)：622 – 639.

[15] Wang TS，Cheung K，Farrokhyar F，et al. Would Scan，But Which Scan? A Cost-Utility Analysis to Optimize Preoperative Imaging for Primary Hyperparathyroidism. Surgery，2011，150(6)：1286 – 1294.

[16] Jabiev AA，Lew JI，Solorzano CC. Surgeon-Performed Ultrasound：A Single Institution Experience in Parathyroid Localization. Surgery，2009，146(4)：569 – 575，discussion 75 – 77.

[17] Johnson NA，Tublin ME，Ogilvie JB. Parathyroid Imaging：Technique and Role in the Preoperative Evaluation of Primary Hyperparathyroidism. AJR，2007，188(6)：1706 – 1715.

[18] Rodgers SE，Hunter GJ，Hamberg LM，et al. Improved Preoperative Planning for Directed Parathyroidectomy with 4-dimensional Computed Tomography. Surgery，2006，140(6)：932 – 940，discussion 40 – 41.

[19] Maser C，Donovan P，Santos F，et al. Sonographically Guided Fine Needle Aspiration with Rapid Parathyroid Hormone Assay. Ann Surg Oncol，2006，13(12)：1690.

[20] Norman J，Politz D，Browarsky I. Diagnostic Aspiration of Parathyroid Adenomas Causes Severe Fibrosis Complicating Surgery and final Histologic Diagnosis. Thyroid，2007，17 (12)：1251 – 1255.

[21] Agarwal G，Dhingra S，Mishra SK，et al. Implantation of Parathyroid Carcinoma Along Fine Needle Aspiration Track. Langenbecks Arch Surg，2006，391(6)：623 – 626.

[22] Alwaheeb S，Rambaldini G，Boerner S，et al. Worrisome Histologic Alterations Following Fine-Needle Aspiration of the Parathyroid. J Clin Pathol，2006，59(10)：1094 – 1096.

[23] Greenspan BS，Dillehay G，Intenzo C，et al. SNM Practice Guideline for Parathyroid Scintigraphy 4. 0. J Nucl Med Technol，2012，40(2)：111 – 118.

[24] Chien D，Jacene H. Imaging of Parathyroid Glands. Otolaryngologic Clinics North Am，2010，43(2)：399 – 415，x.

［25］ Eslamy HK, Ziessman HA. Parathyroid Scintigraphy in Patients with Primary Hyperparathyroidism: [99m] Tc Sestamibi SPECT and SPECT/CT. RadioGraphics, 2008,28(5): 1461 – 1476.

［26］ Lavely WC, Goetze S, Friedman KP, et al. Comparison of SPECT/CT, SPECT, and Planar Imaging with Single? and Dual-Phase [99m] Tc-Sestamibi Parathyroid Scintigraphy. J Nucl Med,2007,48(7):1084 – 1089.

［27］ Slater A, Gleeson FV. Increased Sensitivity and Confidence of SPECT Over Planar Imaging in Dual-Phase Sestamibi for Parathyroid Adenoma Detection. Clin Nucl Med, 2005,30(1):1 – 3.

［28］ Wong KK, Fig LM, Gross MD, et al. Parathyroid Adenoma Localization with 99mTc-Sestamibi SPECT/CT: A Meta-Analysis. Nucl Med Commun,2015,36(4):363 – 375.

［29］ Shafiei B, Hoseinzadeh S, Fotouhi F, et al. Preoperative [99m] Tc-Sestamibi Scintigraphy in Patients with Primary Hyperparathyroidism and Concomitant Nodular Goiter: Comparison of SPECT-CT, SPECT and Planar Imaging. Eur J Nucl Med Mol Imaging, 2012, 39:S371.

［30］ Pata G, Casella C, Besuzio S, et al. Clinical Appraisal of 99m Technetium-Sestamibi SPECT/CT Compared to Conventional SPECT in Patients with Primary Hyperparathyroidism and Concomitant Nodular Goiter. Thyroid, 2010, 20(10):1121 – 1127.

［31］ Hoang JK, Sung W-k, Bahl M, et al. How to Perform Parathyroid 4D CT: Tips and Traps for Technique and Interpretation. Radiology,2014,270(1):15 – 24.

［32］ Perrier ND, Edeiken B, Nunez R, et al. A Novel Nomenclature to Classify Parathyroid Adenomas. World J Surg,2009,33(3):412 – 416.

［33］ Kluijfhout WP, Pasternak JD, Beninato T, et al. Diagnostic Performance of Computed Tomography for Parathyroid Adenoma Localization, a Systematic Review and Meta-Analysis. Eur J Radiol,2017,88:117 – 128.

［34］ Hunter GJ, Schellingerhout D, Vu TH, et al. Accuracy of Four-Dimensional CT for the Localization of Abnormal Parathyroid Glands in Patients with Primary Hyperparathyroidism. Radiology,2012,264(3):789 – 795.

［35］ Yeh R, Tay YD, Tabacco G, et al. Diagnostic Performance of 4D CT and Sestamibi SPECT/CT in Localizing Parathyroid Adenomas in Primary Hyperparathyroidism. Radiology,2019,291(2):469 – 476.

［36］ Mahajan A, Starker LF, Ghita M, et al. Parathyroid Four-Dimensional Computed Tomography: Evaluation of Radiation Dose Exposure During Preoperative Localization of Parathyroid Tumors in Primary Hyperparathyroidism. World J Surg,2012,36(6):1335 – 1339.

［37］ Madorin CA, Owen R, Coakley B, et al. Comparison of Radiation Exposure and Cost Between Dynamic computed Tomography and Sestamibi Scintigraphy for Preoperative Localization of Parathyroid Lesions. JAMA Surg,2013,148(6):500 – 503.

［38］ Jones JM, Russell CF, Ferguson WR, et al. Pre-operative SestamibiTechnetium Subtraction Scintigraphy in Primary Hyperparathyroidism: Experience with 156 Consecutive Patients. Clin Radiol,2001,56(7):556 – 559.

［39］Ruda JM, Hollenbeak CS, Stack BC Jr. A systematic Review of the Diagnosis and Treatment of Primary Hyperparathyroidism from 1995 to 2003. Otolaryngology—Head Neck Surg,2005,132(3):359 – 372.

［40］Lubitz CC, Hunter GJ, Hamberg LM, et al. Accuracy of 4-Dimensional Computed Tomography in Poorly Localized Patients with Primary Hyperparathyroidism. Surgery, 2010,148(6):1129 – 1137, discussion 37 – 38.

［41］Starker LF, Mahajan A, Björklund P, et al. 4D Parathyroid CT as the Initial Localization Study for Patients with De Novo Primary Hyperparathyroidism. Ann Surg Oncol,2011,18(6):1723 – 1728.

第 11 章

儿童甲状旁腺功能减退症

Andrew C. Calabria, Michael A. Levine

11.1 引 言

儿童和青少年甲状旁腺功能减退症（hypoparathyroidism）可以是孤立存在的，也可能是综合发育异常或自身免疫综合征的部分表现。根据甲状旁腺发育或功能缺陷的严重程度，甲状旁腺功能减退可能出现在新生儿期，也可能直到儿童长大才出现症状,可能是暂时性的,也可能是永久性的。先天性甲状旁腺功能减退症的病因可大致分为甲状旁腺形成缺陷和甲状旁腺功能缺陷,在这两种情况下,伴随低钙血症和高磷血症,血液循环中 PTH 的水平会明显或略微降低。而生化性甲状旁腺功能减退症也可能伴随 PTH 循环浓度升高,特别是在假性甲状旁腺功能减退症患者中,这种疾病的特点是肾脏对 PTH 具有抗性,本章将分别对此进行讨论。婴儿期或儿童期甲状旁腺功能减退症的延迟发作可能意味着发育不良的腺体无法分泌足够的 PTH 以满足骨骼快速生长期或并发疾病期间增加的钙需求。迟发性甲状旁腺功能减退症可能反映了甲状旁腺细胞的加速凋亡或导致甲状旁腺破坏的自身免疫性疾病的发展。手术后甲状旁腺功能减退症占成人所有病例的 75%,这不是儿童甲状旁腺功能减退的常见原因。

11.2 病 因

分子遗传学检测的进展使得越来越多的基因被发现,这些基因与甲状旁腺发育缺陷、甲状旁腺激素合成或分泌受损以及甲状旁腺存活率降低有关(见彩图 11 - 1,表 11 - 1)[1]。遗传缺陷可以是常染色体显性(AD)、常染色体隐性(AR)或 X 连锁隐性模式,也可以新发或遗传。

11.2.1 孤立性甲状旁腺发育不全: GCM2,SOX3

孤立性甲状旁腺功能减退症可能是由遗传缺陷引起的,这种遗传缺陷只损害甲状旁腺的胚胎发育。孤立性甲状旁腺发育不全最常见的原因是神经胶质细胞功能丧失基因 2(glial cells missing,*GCM2*)发生功能缺失性突变,该基因位于6p23 - 24,被认为是甲状旁腺发育的"主要调节因子"。大多数甲状旁腺功能减退症患者是由于双等位基因突变导致 GCM2 失活,并且以常染色体隐性方式传播。另一方面,一些病例显示出显性遗传模式,其中 *GCM2* 突变产生异常的 GCM2 蛋白,具有显性负效应。GCM2 是一类同源蛋白的小家族成员,它通过与 DNA 独特的 GCM 结合域相互作用来调节基因转录。*GCM2* 主要表达于甲状旁腺细胞内。在第二和第三咽囊的早期发育过程中,GCM2 作为转录因子网络(如 GATA3 和 TBX1)的一部分参与了甲状旁腺的正常发育。孤立的甲状旁腺功能减退症也可以以 X 连锁隐性模式遗传给受影响的患者,在婴儿期出现低血钙癫痫发作。这些患者携带 Xq26-27 突变,其中 Xq27.1 和 2p25.2 两个染色体在 Sry-box3(SOX3)附近存在缺失插入,这也被认为影响甲状旁腺的发育。

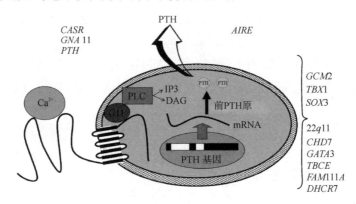

图 11-1　甲状旁腺功能减退症的基因基础。PTH:甲状旁腺激素

表 11-1　与儿童甲状旁腺功能减退症相关的疾病

疾病	基因	轨迹	OMIM	相关合并症
甲状旁腺发育障碍				
·孤立性甲状旁腺发育不全	GCM2 SOX3	6p23-24 Xq-26-27	*603716 *307700	
·DiGeorge 序列				胸腺发育不全伴免疫缺陷,心脏缺陷,腭裂,畸形面容
－类型 1	TBX1	22q11.21 -q11-23	#188400	
－类型 2	NEBL	10p13	%601362	
·CHARGE 综合征	CHD7 SEMA3E	8q12.2 7q21.11	#214800 #214800	心脏缺陷,腭裂,肾脏异常,耳朵异常/耳聋,发育迟缓
·甲状旁腺功能减退症,耳聋及肾脏发育不良	GATA3	10p14-15	#146255	
·甲状旁腺功能减退症,发育迟缓,畸形(如 Sanjad-Sakati 综合征)	TBCE	1q42-43	#241410	生长迟缓,发育迟缓,畸形面容

（续）表 11 - 1

疾病	基因	轨迹	OMIM	相关合并症
· Kenny-Caffey 综合征				身材矮小,髓质狭窄(椎管狭窄?),畸形面容
– 类型 1	*TBCE*	1q42 ~ 43	#244460	类型 1 有发育迟缓,而类型 2 智力正常
– 类型 2	*FAM*111A	11q12.1	#127000	
· Smith-Lemli-Opitz 综合征	*DHCR*7	11q13.4	#270400	小头畸形,男性生殖器发育异常,肾发育不良,并指,肾上腺皮质功能不全,发育迟缓
甲状旁腺激素合成或分泌障碍				
· 甲状旁腺激素 (PTH)基因突变	*PTH*	11p15.3 ~ p15.1	*168450	
· 常染色体显性遗传	*CASR*	3q13.3 ~ q21.1	#601198	表型温和,可能 10 年后复发
– 低钙血症	*GNA*11	19p13.3	#615361	
– 类型 1				高钙尿
– 类型 2				身材矮小,无高钙血症
甲状旁腺结构被破坏导致的障碍				
· 自身免疫 – 多内分泌腺病 – 念珠菌外胚层病 – 营养不良	*AIRE*	21q22.3	#240300	黏膜皮肤念珠菌病,肾上腺皮质功能不全,其他内分泌疾病(如卵巢衰竭、甲状腺功能减退症、糖尿病、垂体炎),脱发,白癜风,牙釉质发育不良

11.2.2 与甲状旁腺功能减退症相关的发育异常综合征

DiGeorge 序列: 22*q* 11,*TBX* 1,10*p* 13

DiGeorge 序列(DiGeorge sequence, DGS)是一种常见的发育性缺陷,主要临床特征包括心血管畸形、甲状旁腺功能减退、胸腺发育不全以及特征性的面部和腭部畸形。先天性胸腺缺失、甲状旁腺功能减退和心脏畸形通常是流出道或主动脉弓(即圆锥动脉干畸形)三联症,最初由 DiGeorge 在 1965

年报道。与 22q11 缺失综合征相关的面部特征包括宽眼距或远距眦、人中短或发育不良、腭裂、小下颌畸形,以及低位、后旋耳。面部神经嵴组织发育不充分是其胚胎学缺陷的基础,导致第三和第四咽囊衍生物发育不良。DGS 相关疾病的临床谱高度可变,包括心脏、胸腺、甲状旁腺、神经系统、行为、精神和颅面部缺陷。各种发育综合征具有经典 DGS[如腭心面综合征(velo-cardio-facial syndrom)、Shprintzen 综合征]的一部分特征,也被描述为相同的分子缺陷的不同表现,典型的是 22q11 的大片段缺失。这种缺失综合征被认为是最常见的连续基因缺失,新生儿发病率为 1/(2 000 ~ 4 000)。染色体 22q11.21 - 23 内的半合子微缺失是 DGS 最常见的原因,约导致 85% 的病例。转录因子 TBX1 单倍剂量不足(haploinsufficiency)是心脏、耳朵和甲状旁腺发育缺陷的可能解释,但值得注意的是,其可能不是学习障碍的原因。TBX1 中的小突变可导致 DGS 或孤立性甲状旁腺功能减退症的大部分特征。DGS 较少见的病因基础是 10p.13 号染色体上的微缺失,称为 DiGeorge 基因座 II 型(DGS2),其中包括可能致病的 Nebulette(NEBL)基因,该基因在心脏组织中表达。DGS 也可以因胎儿暴露于维生素 A 或酒精导致,维生素 A 会抑制 TBX1 的表达。

多达 60% 的 DGS 患者存在甲状旁腺功能减退症,但临床表现变化很大,从伴有新生儿癫痫发作的严重早发性低钙血症到轻微的无症状低钙血症,后者甚至只在儿童时期甚至成年后才被发现。甲状旁腺功能减退症在新生儿和婴儿中更常见,特别是患有先天性心脏病并同时使用袢利尿剂治疗的患者。低钙血症可能在儿童时期消失,最小年龄为 1 岁。但是甲状旁腺功能减退症往往是潜伏的,在有外界压力时(如手术或严重疾病)表现出来,原因可能是甲状旁腺激素储备不足[2]。

CHARGE 综合征:CHD7,SEMA3E

甲状旁腺功能减退症可能是虹膜缺损、心脏缺损、后鼻孔闭锁、生长发育迟缓、生殖器发育不良和耳畸形/耳聋综合征(the component of the Coloboma, Heart defects, Atresia choanae, Retarded growth and development, Genitalhypoplasia, and Ear anoma-lies/deafness, CHARGE)的一个组成部分。超过 75% 的病例是由于染色体 8q12.2 处 CHD7 基因编码区的杂合性功能丧失突变。CHD7 是一种染色质解旋酶 DNA 结合蛋白,在染色质重塑中起作用。突变通常是新发的,很少以常染色体显性方式遗传。不常见的是,CHARGE 综合征可以由信号素 3E (Semaphorin 3E) 异常引起,该基因位于染色体 7q21.11 处,在胚胎发育过程中控制着细胞定位。临床表现上与 DGS 综合征有明显的重叠。这两者都表现为甲状旁腺功能减退、心脏异常、腭裂、肾脏异常、耳朵异常/耳聋和发育迟缓。事实上,与罹患 DGS 综合征的新生儿相比,甲状旁腺功能减退症在罹患 CHARGE 综合征的新生儿中更常见[3]。

甲状旁腺功能减退、耳聋和肾发育不良综合征: *GATA*3

*GATA*3 基因位于染色体 10p14 – 15 上,DGS2 基因座的远端,编码转录因子 *GATA*3。该转录因子不仅在发育中的甲状旁腺中表达,而且在胸腺、肾脏、内耳和中枢神经系统组织中也有表达[4]。与 GCM2 和 MafB 两种已知的甲状旁腺发育所需的转录调节因子一起,*GATA*3 刺激 PTH 启动子,激活 *PTH* 基因转录,从而增加 PTH 的合成。*GATA*3 基因的单倍剂量不足与甲状旁腺功能减退、感音神经性聋和肾发育不良综合征(HDR 综合征,又称 Barakat 综合征)有关,并以常染色体显性遗传模式遗传。HDR 综合征的表型变化十分广泛。甲状旁腺功能减退症可以表现为无症状,或短暂的新生儿低钙血症持续到婴儿期,甚至是严重的症状性低钙血症,伴有婴儿癫痫发作和需要终身治疗的手足抽搐。95% 以上的 HDR 患儿存在双侧感音神经性听觉障碍,通常在婴儿期或儿童早期被确诊。60% 的患儿存在肾发育不良,但不足 10% 的患儿会发生终末期肾病。HDR 综合征与经典的 DiGeorge 序列和 CHARGE 综合征的区别是:患儿没有心脏、免疫系统或腭发育异常。

甲状旁腺功能减退、发育迟缓和畸形: *TBCE* , *FAM* 111*A*

甲状旁腺功能减退、发育迟缓和畸形综合征(hypoparathyroidism, retardation, and dysmorphism syndrom,或 Sanjad-Sakati syndrome),是一种罕见的常染色体隐性(AR)遗传疾病,几乎只发现于阿拉伯血统的人群。该病的主要特点是永久性甲状旁腺功能减退、严重的产前和产后发育迟缓、认知障碍、T 细胞亚群减少以及其他先天性异常。后者包括小头畸形、小眼畸形、小下颌畸形、耳朵异常、牙齿异常,以及手小和脚小。肯尼 – 卡菲综合征 (Kenny-Caffey syndrome, KCS) 是一种与 Sanjad-Sakati 综合征临床表现相似的等位基因综合征,主要特点是甲状旁腺功能减退、身材严重矮小、骨髓腔狭窄、长骨增厚、眼部异常等。这两种综合征都与染色体 1q42 - 43 上的微管蛋白特异性伴侣 E(*TBCE*)基因的突变有关,该基因编码一种伴侣蛋白,即辅因子 E,它与辅因子 A、C 和 D 一起,参与了 β - 微管蛋白从折叠中间体正确折叠为最终结构的途径。辅因子 E 与辅因子 D/β - 微管蛋白复合物结合后,该复合物继续与辅因子 C 相互作用,导致 β - 微管蛋白多肽的释放,这个过程保证了蛋白的正常结构。β - 微管蛋白的异常结构影响高尔基体(Golgi)和内含体,这表明微管蛋白的生理作用与甲状旁腺发育之间可能存在联系。染色体 11q12 上 *FAM111A* 基因是参与 DNA 复制的一种染色质相关蛋白,由于它的杂合突变,KCS 也可以以常染色体显性遗传的方式遗传。与 AR 方式遗传不同,AD 方式遗传的个体(称为 KCS 2 型)智力正常。

Smith-Lemli-Opitz 综合征:*DHCR*7

也有报道显示,在部分史 - 莱 - 奥综合征(Smith-Lemli-Opitz syndrome)患者中,由于甲状旁腺发育不全会引起甲状旁腺功能减退症。这是由编码 δ - 7 - 甾醇还原酶的 *DHCR*7 基因(11q13.4)的双等位基因突变引起的。这种酶催化胆固醇生物合成的最后一步。史 - 莱 - 奥综合征与多种先天性畸形有关,包括小头畸形、鼻子缩短、男性生殖器发育异常、肾发育不良和并指畸形,以及肾上腺皮质功能不全和心智障碍。

11.3 线粒体疾病

几种由线粒体 DNA 缺失引起的综合征也与甲状旁腺功能减退有关,但线粒体缺陷影响甲状旁腺发育或功能的机制尚不清楚[5]。这些原发性线粒体疾病包括卡恩斯 - 塞尔综合征(Kearns-Sayre syndrom;脑肌病、眼肌麻痹、视网膜色素变性、心脏传导阻滞)、皮尔森骨髓 - 胰腺综合征(铁粒幼红细胞性贫血、中性粒细胞减少、血小板减少、胰腺功能障碍)和母系遗传的糖尿病以及耳聋综合征。由于线粒体 tRNA 的点突变,伴线粒体肌病、脑病、乳酸酸中毒和卒中样发作(mitochondrial myopathy, encephalopathy, lactic acidosis, and stroke-like episodes,MELAS)综合征患者也有甲状旁腺功能减退。此外,线粒体三功能蛋白(mitochondrial trifunctional protein,MTP)突变会导致长链

3 - 羟基酰辅酶 A 脱氢酶(LCHAD)缺陷,或 3 种 MTP 酶活性全部丧失,少数无关患者也会出现甲状旁腺功能减退。这种情况表现为低酮症性低血糖、心肌病、肝功能障碍和发育迟缓,与妊娠母体脂肪肝有关。由 *ACADM* 基因突变引起的中链酰基辅酶 A 脱氢酶缺陷(Medium-chain acyl-CoA dehydrogenase deficiency,MCADD)也会引起甲状旁腺功能减退。

11.4　甲状旁腺激素合成或分泌障碍

11.4.1　甲状旁腺激素基因突变

PTH 基因缺陷(11p15.3 - p15.1)是甲状旁腺功能减退症的一种罕见病因,可能来自常染色体显性(AD)或隐性(AR)遗传。基因的突变损害前甲状旁腺激素原(preproPTH)的合成,该物质是成熟甲状旁腺激素的 115 - 氨基酸前体。正常情况下,preproPTH 经历两次蛋白水解后才能形成具有生物活性的 84 个氨基酸构成的成熟的 PTH 分子,并保存在分泌颗粒中,其中一种常染色体显性遗传的突变发生于 preproPTH 信号肽序列,突变影响了从 preproPTH 到 PTH 的正常加工。突变破坏新生肽的疏水性前导序列,影响了结构异常蛋白质的内质网(endoplasmic reticulum,ER)的易位过程。异常的蛋白质会干扰内质网上野生型蛋白的对接和(或)诱导内质网应激反应,导致甲状旁腺细胞凋亡,从而出现明显的甲状旁腺功能减退。另外,*PTH* 基因突变的 AR 遗传形式似乎更常见,包括剪接缺陷、错义突变以及 preproPTH 的前导序列中的缺陷。

11.4.2　常染色体显性遗传:*CASR*,*GNA*11

编码钙敏感受体(CASR)的 *CASR* 基因或 G 蛋白的 α 亚基 Gα11(GNA11)的显性功能获得性突变将 CASR 与甲状旁腺细胞内信号通路的激活联系起来,分别导致常染色体显性低钙血症 1 型(ADH1)和 2 型(ADH2)[6]。在 ADH1 型中,*CASR* 的杂合突变增加了 CASR 对细胞外 Ca^{2+} 的敏感性,因此,在正常的 Ca^{2+} 水平下,PTH 的合成和分泌受到抑制。肾小管升支粗段细胞中 *CASR* 基因突变导致肾脏 Ca^{2+} 重吸收减少,因此钙排泄分数增加,伴有相对或绝对高钙尿,是该病的一个重要生化标志。染色体 3q13.3 - q21.1 上 *CASR* 基因的大多数激活突变是家族性的。在 ADH2 型中,细胞对钙的敏感性增加是由于 GNA11（19p13）突变导致细胞降低了 $CASR$ 激活 $G\alpha$11 的阈值。与 ADH1 型不同，ADH2 型似乎没有增加肾脏对钙的分泌,这可能是因为 $G\alpha$11 不是肾小管远端 CASR 的主要跨膜偶联蛋白。ADH2 型患者身材矮小,这可能是由于长骨生长板中 $G\alpha$11 信号传导被活化所致。ADH1 型和 ADH2 型的临床症状通常轻微,许多病例直到第二个 10 年或更晚才被确诊。然而,一些受影响的患者可能表现出有临床症状的低钙血症,包括新生儿期或婴儿期的癫痫发作。值得注意的是,$CASR$ 和 GNA11 基因的功能获得性突变分别导致家族性 1 型和 2 型低钙血症,然而,同一基因的失活突变降低了甲状旁腺细胞对细胞外钙离子的敏感性,导致 PTH 分泌过多,从而导致高钙血症[6]。

11.5　甲状旁腺结构被破坏或浸润性疾病

11.5.1　自身免疫性多发内分泌腺病综合征 1 型: *AIRE*

抗甲状旁腺抗体的出现也会导致甲状旁腺功能减退症,即"自身免疫性甲状旁腺功能减退症"。自身免疫性甲状旁腺功能减退症可能是孤立的疾病,或是复杂的自身免疫综合征的部分表现。后者最常见的是自身免疫性多发内分泌腺病 – 念珠菌病 – 外胚层营养障碍病（autoimmune polyendocrinopathy candidiasis ectodermal dystrophy ,APECED）,又被称为自身免疫性多发内分泌腺病综合征（APS – 1）。21q22. 3[7] 处的自身免疫调节因子（autoimmune regulator, AIRE）基因的缺陷导致了 APS – 1 综合征。该基因编码一个转录因子,通过转录多种蛋白质来调节胸腺上皮细胞,调控前者向发育中的 T 细胞呈递某些自身抗原,从而消除自身反应性 T 细胞。这些患者体内常存在抗1 型干扰素的自身抗体。

大多数患者具有双等位基因突变,但一些不典型的 APS – 1 患者也可表现为显性突变。在大多数人群中,APECED 是一种罕见的疾病（发病率为1∶90 000 ~ 3∶100 000）,但在芬兰人、撒丁岛人和伊朗犹太人等基因孤立的群体中发生频率更高[1∶（9 000 ~ 25 000）]。

患者的临床表现有很大的变异性,没有显著的基因型 – 表型相关性,甚至在携带相同突变的兄弟姐妹之间也存在显著的家族内差异[8]。大多数病例在儿童早期被确诊,但有些可能直到 10 岁后才出现症状。

APS－1 的经典三联症为黏膜皮肤念珠菌病、甲状旁腺功能减退和肾上腺皮质功能不全。该综合征的三个主要组成部分的临床发病通常遵循一种可预测的模式,即皮肤黏膜念珠菌病首次出现,此时平均年龄为 5 岁;其次,平均年龄为 9 岁时出现甲状旁腺功能减退;以及平均年龄为 14 岁时出现肾上腺皮质功能不全。还有许多其他的自身免疫性疾病包括内分泌疾病,如卵巢衰竭、甲状腺功能减退、糖尿病和生长激素缺乏的垂体炎。非内分泌性疾病包括脱发,开始可以表现为无毛斑,之后发展为全脱发、恶性贫血、吸收不良、脂肪泻、肝炎、角膜结膜炎和指甲营养不良。牙釉质发育不全也很常见,似乎与甲状旁腺功能减退症无关。白癜风、鼓膜钙化、周期性斑丘疹、麻风样皮疹或荨麻疹伴发热也是 APECED 的部分临床表现。尽管大多数 *AIRE* 突变患者会表现出 APS－1 疾病的多种特征,但一些 *AIRE* 突变患者仅表现为甲状旁腺功能减退症。

学者们已经在 APS－1 中发现了针对甲状旁腺、甲状腺和肾上腺的组织特异性抗体,并认为这些抗体符合自身免疫的病理机制。对于甲状旁腺功能减退症,学者们发现针对 NATCH 富亮氨酸重复蛋白5(NALP5)的抗体会发起自身免疫攻击,目标正是甲状旁腺细胞,导致细胞被破坏。或者,一些患者产生针对 CASR 的抗体,激活受体,从而抑制 PTH 的分泌;随着抗体滴度的降低,甲状旁腺功能减退可能是可逆的。抗类固醇生成酶(CYP21A2 和 CYP17A1)和侧链切割酶(CYP11A1)的自身抗体是肾上腺皮质自身免疫性破坏的有用标志物,甚至在疾病出现临床症状前数年就有升高。细胞色素 CYP11A1 的自身抗体与卵巢功能不全有关。T1D 与抗胰岛素自身抗体、IA－2 酪氨酸磷酸酶样蛋白和谷氨酸脱羧酶 GAD65 相关。

11.5.2 其他形式的破坏性甲状旁腺功能减退症

成人甲状旁腺功能减退最常见于甲状腺癌手术后,甲状旁腺切除或损伤,其他癌症的根治性颈部清扫术,典型喉癌,或者原发性(或三级)甲状旁腺功能亢进症的反复手术。在儿童中,这不是甲状旁腺功能减退症的常见原因。短暂性甲状旁腺功能减退症在所有成人中高达30%,但长期低钙血症可能在颈部手术后立即或数周至数年出现,提示永久性甲状旁腺功能减退。儿童甲状腺手术后甲状旁腺功能减退症的发生率可能较高,但数据有限。瑞典的一项研究报道,在接受全甲状腺切除术超过 10 年的患者中,有 7.3% ($n = 274$)患有永久性甲状旁腺功能减退症,该类患者的手术时间较长 ($> 3h$)[9]。美国的一项研究报告显示,37% 的患者($n = 137$)在甲状腺全切术后出现暂时性甲状旁腺功能减退,但仅有 2 例(0.6%)在术后 6 个月出现持续性甲状旁腺功能减退[10]。接受颈部和纵隔广泛放疗的患者很少发生甲状旁腺功能减退症。甲状旁腺功能减退也会发生于如血色素沉着病和 Wilson 病等金属超负荷类疾病以及甲状旁腺肿瘤或肉芽肿性浸润性疾病中。由于频繁输血而发生铁超负荷的地中海贫血患者,可能存在甲状旁腺功能减退症。也有学者观察到,甲状旁腺功能减退症与人类免疫缺陷病毒 (HIV) 有关。严重烧伤的儿童可能会出现甲状旁腺功能减退症,这可能是由于严重的镁消耗,靶细胞中的甲状旁腺激素的作用难以发挥,从而导致低钙血症。相反,升高的血清镁水平可以通过与 CaSR 的直接相互作用直接抑制 PTH 分泌。

11.6 管 理

先天性甲状旁腺功能减退症的治疗取决于低钙血症的表现,低钙血症可以从无症状的实验室表现到危及生命的状况。低钙血症的表现主要是由于中枢神经系统和周围神经系统的神经肌肉兴奋性强直,一般反映了循环中离子钙水平下降的水平或速率,而不是总钙。尽管如此,在大多数情况下,测定血清总钙水平是对离子钙水平的有用指示,当血浆蛋白水平正常时,总血清钙水平为 7 ~ 7.5mg/dL 时,低钙血症的症状和体征显而易见。此外,其他电解质异常,特别是低镁血症和低钾血症,可以放大低钙手足抽搐的体征和症状。尽管血清钙水平显著降低,慢性低钙血症患者有时几乎没有神经肌肉过敏症状。而急性低钙血症患者经常表现出明显的手足抽搐症状。大多数低钙血症患者会有一些轻微的肌肉强直特征,包括口周麻木、远端肢体感觉异常或肌肉痉挛,疲劳、易怒、焦虑和抑郁症状也很常见。

对于有手足抽搐或心血管表现的症状性低钙血症患者,应开始缓慢静脉注射 10% 的葡萄糖酸钙,剂量为 1 ~ 2mL/kg 体重,最大可达 10mL。如果手足抽搐持续或复发,可以给予额外的静脉钙剂,最好是连续输注[元素钙 1 ~ 3mg/(kg·h)]。如果连续输注钙不可行,可以每 6 ~ 8h 推注钙剂数小时,但必须注意避免钙外渗,因为钙的沉淀可能导致组织坏死。应尽快开始口服钙剂和骨化三醇治疗,以停止静脉注射钙剂,有助于甲状旁腺功能减退症的日常治疗。

慢性甲状旁腺功能减退症的常规治疗包括使用钙补充剂和活化形式的维生素 D 或高剂量亲本钙化醇。应在进餐时服用钙盐,以减少肠道对磷酸盐的吸收,降低血清磷水平,并提供一致的每日钙摄入量,以尽量减少因日常膳食钙摄入量不同可能引起的血清钙波动。用餐时补钙也避免了胃酸分泌减少时肠内吸收减少的问题。口服钙补充剂一般是液体制剂或片剂,最常见的形式是碳酸钙和柠檬酸钙。碳酸钙按重量计含有 40% 的元素钙,因此药片可以很小。有些患者会因服用碳酸钙而便秘,此时可以考虑使用替代品,如柠檬酸钙(含 20% 的元素钙)。长期治疗的目标是将血清钙水平维持在略低于正常值的低限范围内,即 $8.0 \sim 9.0 mg/dL$。钙磷乘积低于 $55 mg^2/dL^2$,以避免高钙尿。血浆磷浓度也随着血清钙水平的升高而降低,但这种降低滞后于血浆钙水平的升高,而且通常会持续一定程度的高磷血症。据推测,由于血清磷水平正常或升高,维持了钙磷乘积的升高,因此甲状旁腺功能减退症不会出现矿化缺陷,如佝偻病,其中低磷血症被认为是生长板缺陷的基础病因。

除补钙外,常规治疗还需要服用维生素 D。维生素 D 类似物含有 $1-\alpha-$ 羟基,如天然的骨化三醇或 $1\alpha-$ 羟基化类似物 $1\alpha(OH)D_3$〔在肝脏中 $25-$ 羟基化后转化为 $1,25(OH)_2D_3$〕。它们不需要甲状旁腺激素激活,因此最适合用于甲状旁腺功能减退症的治疗。长期使用骨化三醇治疗通常需要 $0.025 \sim 0.05 \mu g/(kg \cdot d)$ 的剂量,分两次使用,但在首次治疗时可能要更大剂量。甲状旁腺功能减退症患儿因治疗导致高钙尿和肾钙质沉着病的风险较高。应定期监测血浆、尿钙及血清磷,保持内环境稳定,基本上没有低钙血症和高尿钙的症状和体征。应每 $1 \sim 2$ 年进行一次肾脏超声检查,以确定是否出现肾结石或肾钙质沉着病。

对成人和儿童甲状旁腺功能减退症患者进行甲状旁腺激素替代治疗的研究显示这个方案颇有前景,但也揭示了局限性。具体来说,儿童中的数据有限,并且考虑到生长板处于生长期,个体患骨肉瘤的理论风险会增加。因此,重组形式的甲状旁腺激素只被批准在成人中使用。PTH[1-34],每天 2 次或 3 次皮下注射或持续皮下输注,早已在罹患不同形式的甲状旁腺功能减退症

(如 APS－1、CASR)患儿中安全使用近 10 年[11]，这种治疗方案可以使患者的血清钙水平正常或略低于正常。然而，这项研究和其他研究都显示了 PTH 治疗对骨骼间室的不同影响，近一半的患者有基线肾钙质沉着病的进展，停药后，许多患者的钙和骨化三醇需求量增加，提示骨饥饿综合征。PTH[1-84]在儿童中的临床应用仍然有限，但已被批准用于成人甲状旁腺功能减退症患者，主要是常规的钙和骨化三醇治疗控制不佳的患者。这个治疗建议基于对接受 PTH 的成人($n=134$)进行的双盲随机对照研究，其中超过一半的受试者在保持目标钙水平的同时，钙和骨化三醇需求量减少了 50%[12]。

11.7 总 结

儿童甲状旁腺功能减退症可以单独出现，也可以作为发育性综合征的一部分出现。分子检测技术的进步让我们越来越多地认识到甲状旁腺功能减退症的遗传原因，并有助于阐明甲状旁腺发育、甲状旁腺激素合成和分泌以及甲状旁腺被破坏的机制。市场上商品化的基因 *Panel* 的可及性越来越高，使得我们对假定的致病基因进行更具成本效益和效率的测试成为可能。对潜在致病基因的精准诊断仍然至关重要，这可以筛查潜在的合并症，建立治疗目标和制订家庭生育计划。

参考文献

[1] Gordon RJ, Levine MA. Genetic Disorders of Parathyroid Development and Function. Endocrinol Metab Clin N Am,2018,47(4):809－823.

[2] Fujii S, Nakanishi T. Clinical Manifestations and Frequency of Hypocalcemia in 22q11.2 Deletion Syndrome. Pediat Int,2015,57(6):1086－1089.

[3] Jyonouchi S, McDonald-McGinn DM, Bale S, et al. CHARGE (Coloboma, Heart Defect, Atresia Choanae, Retarded Growth and Development, Genital Hypoplasia, Ear Anomalies/Deafness) Syndrome and Chromosome 22q11.2 Deletion Syndrome: A Comparison of Immunologic and Nonimmunologic Phenotypic Features. Pediatrics,2009, 123(5):e 871－877.

[4] Van Esch H, Groenen P, Nesbit MA, et al. GATA3 Haplo-Insufficiency Causes Human HDR Syndrome. Nature,2000,406(6794):419－422.

[5] Chow J, Rahman J, Achermann JC, et al. Mitochondrial Disease and Endocrine Dysfunction. Nat Rev Endocrinol,2017,13(2):92－104.

[6] Roszko KL, Bi RD, Mannstadt M. Autosomal Dominant Hypocalcemia

(Hypoparathyroidism) Types 1 and 2. Front Physiol,2016,7:458.

[7] DeMartino L, Capalbo D, Improda N, et al. Novel Findings into AIRE Genetics and Functioning: Clinical implications. Front Pediatr,2016,4(86):1 –8.

[8] Capalbo D, Mazza C, Giordano R, et al. Molecular Background and Genotype-Phenotype Correlation in Autoimmune-PolyendocrinopathyCandidiasis-Ectodermal Dystrophy Patients from Campania and in Their Relatives. J Endocrinol Invest,2012,35(2):169 –173.

[9] Nordenstrom E, Bergenfelz A, Almquist M. Permanent Hypoparathyroidism After Total Thyroidectomy in Children: Results from a National Registry. World J Surg, 2018, 42(9):2858 –2863.

[10] Baumgarten HD, Bauer AJ, Isaza A, et al. Surgical Management of Pediatric Thyroid Disease: Complication Rates After Thyroidectomy at the Children's Hospital of Philadelphia High-Volume Pediatric Thyroid Center. J Pediatr Surg, 2019, 54 (10): 1969 –1975.

[11] Winer KK, Kelly A, Johns A, et al. Long-Term Parathyroid Hormone 1 – 34 Replacement Therapy in Children with Hypoparathyroidism. J Pediatr,2018,203:391 – 399.

[12] Rubin MR, Cusano NE, Fan WW, et al. Therapy of Hypoparathyroidism With PTH (1 –84): A Prospective Six Year Investigation of Efficacy and Safety. J Clin Endocrinol Metab,2016,101(7):2742 –2750.

第 12 章

儿童假性甲状旁腺功能减退症

Ambika P. Ashraf, Todd D. Nebesio

12.1 简 介

假性甲状旁腺功能减退症(pseudohypoparathyroidism,PHP)及相关疾病代表一种与 G 蛋白活化异常相关的激素抵抗形式。G 蛋白是一个异源三聚鸟嘌呤核苷酸结合蛋白的超家族,由 3 个功能不同的亚基(α、β、γ)组成。能够激活 G 蛋白的激素包括糖蛋白(TSH、FSH、LH),多肽(PTH、PTHrP、ACTH、CRH、GHRH、胰高血糖素、GLP、GIP),以及神经递质(去甲肾上腺素、黑素皮质激素/褪黑激素和多巴胺)。

这些激素与其特异性 G 蛋白偶联受体之间的相互作用激活了刺激性 G 蛋白的 α 亚基(Gsα,由 *GNAS* 编码),进而导致异源三聚体刺激性 G 蛋白的 α 亚基从 β 和 γ 亚基分离,腺苷酸环化酶 Gsα 的激活导致细胞内信使环磷酸腺苷 (cAMP)的合成。蛋白激酶 A (PKA)是 cAMP 的主要靶点,cAMP 与 1 型调节亚基 1α (PRKAR1A)的结合导致了一系列细胞内事件,包括磷酸二酯酶(PDEs)的磷酸化,如 PDE4D。彩图 12 – 1 描述了 cAMP 介导的信号通路。PHP 潜在的分子缺陷包括:Gsα 的分子缺陷导致的受体失激活或下游信号通路[即 PRKAR1A 和 PDE4D (Gsα/cAMP/ PKA 通路)]异常[1]。

这一组相关疾病具有明显的异质性,其严重程度因终末器官对多种G 蛋白激素的抵抗而不同。这些 G 蛋白激素通过 Gsα 激活 cAMP,主要是 PTH,但也可能包括 TSH、促性腺激素(LH/FSH)和生长激素释放激素(growth hormone releasing hormone,GHRH)。这一组疾病被统称为"PTH/PTHrP 信号失活症"(inactivating PTH/PTHrP signaling disorder,iPPSD)[2]。

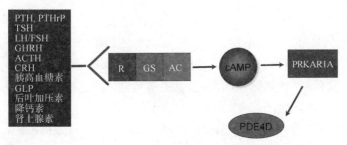

图 12 – 1 激活的 Gsα 与腺苷酰基环化酶相互作用,促进 cAMP 的产生,cAMP 与调控亚基相互作用,激活下游信号通路,即 PRKAR1A 和 PDE4D。R:受体;GS:G 蛋白刺激单位;AC:腺苷环化酶;cAMP:环磷酸腺苷;PRKAR1A:蛋白激酶 1α 调节亚单位;PDE4D:磷酸二酯酶;PTH:甲状旁腺激素;PTHrP:甲状旁腺激素相关肽;TSH 促甲状腺激素;LH:促黄体生成素;FSH:卵泡刺激素;GHRH:生长激素释放激素;ACTH:促肾上腺皮质激素;CRH:促皮质素释放激素;GLP:胰高血糖素样肽

12.2 分子遗传学

编码 Gsα 的基因 *GNAS* 是一个印迹基因,定位于染色体 20q13,包含 13 个外显子[3]。在大多数组织中,由 *GNAS* 外显子编码的母系和父系的 Gsα 等位基因都有双等位基因表达。但是在某些特定的组织(如近端肾小管、垂体、性腺和甲状腺)有组织特异性印记,Gsα 优先从母系等位基因表达[4]。这个组织特异性 Gsα 单等位基因表达能够解释大部分的临床结局,这些结局取决于来自父系母系的 *GNAS* 突变。

PHP 的分类及相关疾病:

(1)PHP 1A 型(PHP1A)。编码 Gsα 的 *GNAS* 基因杂合失活突变是 PHP 最常见的原因。母系印记缺失(母系等位基因表达缺失)导致具有母系印记的靶组织[如近端肾小管(PTH)、垂体(GHRH)、性腺(LH/FSH)和甲状腺(TSH)]中的 Gsα 功能缺陷。在 PHP1A 中很常见的特征包括奥尔布赖特遗传性骨营养不良症(Albright hereditary osteodystrophy,AHO)。

(2)PHP 1B 型(PHP1B)。来自母系的甲基化异常模式(印记丢失;*GNAS* A/B:TSS-DMR),其位点在与外显子 *GNAS* 复合体位点相关的差异甲基化区域(differentially methylated regions,DMR),同时,其等位基因上亦存在父系特异性的 *GNAS* DMR 印记模式,导致临床表型特征为肾脏对 PTH 的抵抗和对 TSH 的轻度抵抗,无其他内分泌或生理异常(无 AHO 特征),同时 Gsα 活性正常。

(3)PHP 1C 型(PHP1C)。母系等位基因表达缺失,以多激素抵抗和 AHO 表现为特征。Gsα 活性正常。它被认为是 PHP1A 型的变体类型。

(4)伪假性甲状旁腺功能减退症(psendopsendohypoparathyroidism,PPHP)。父系 *GNAS* 基因失活突变(父系等位基因表达缺失)表现为 AHO 表型,但无内分泌异常。

(5)进行性骨异型增生发育异常(progressive osseous heteroplasia,POH):父系 *GNAS* 基因失活突变,以真皮、骨骼肌和深层结缔组织的异位骨形成为特征,无甲状旁腺激素抵抗。

(6)*PRKAR1A* 和 *PDE4D* 遗传变异。两个基因中的任何一个杂合点突变都会导致肢端骨化不良(包括所有指骨、掌骨和跖骨),鼻发育不良,面部骨化不良,以及多种激素抵抗(如 PTH 和 TSH)。

（7）PHP 2 型（PHP2）：尚未发现分子缺陷。

GNAS 遗传缺陷最常见的原因是常染色体显性遗传，也可能是自发突变。这些疾病的分子机制在 *GNAS* 复合基因的经典突变、复杂的表观遗传改变以及 *PRKAR1A* 和 *PDE4D* 基因突变之间存在显著的重叠[5]。

PHP1A 只发生在特定女性携带者（即患有 PHP1A 或 PPHP 的母亲）的孩子身上，而有同样情况的男性的孩子则仅患 PPHP。患者有 50% 的机会遗传其分子缺陷，根据患者的性别，其后代将发展为 PPHP 或 POH（当患者为男性时），或者 PHP1A 或 PHP1C（当患者为女性时）。

12.3 临床表现

PHP 患者因不同的症状和严重程度而有不同的临床表现（表 12 - 1）。

表 12 -1   各类假性甲状旁腺功能减退症的分类及特点

PHP	1A 型	1B 型	1C 型	PPHP	2 型
分子异常	GNAS 编码序列突变（母系等位基因）	*GNAS* 异常甲基化，A/B：*TSS-DMR*、*STX*16 基因丢失	GNAS 编码区突变（母系等位基因）（多为13号外显子）	GNAS 编码区突变（父系等位基因）	
Gsα 突变	父系遗传	独立的印记失调	无	父系遗传	无
激素抵抗	PTH、TSH、GHRH、催乳素、促性腺激素降钙素	PTH、TSH、降钙素	PTH、TSH、促性腺激素、胰高血糖素	无	无
AHO 表型	是	否	是	是	否
能否生成 PTH	无肾性 cAMP 产生，无磷酸化反应	无肾性 cAMP 产生，无磷酸化反应	尿 cAMP 正常，无磷酸化反应	肾性 cAMP 产生正常，磷酸化反应正常	肾性 cAMP 产生正常，无磷酸化反应

PHP：假性甲状旁腺功能减退症；PPHP：伪假性甲状旁腺功能减退症；AHO：奥尔布赖特遗传性骨营养不良症；PTH：甲状旁腺激素；TSH：促甲状腺激素；GHRH：生长激素释放激素；cAMP：环磷酸配苷

奥尔布赖特遗传性骨营养不良症的特点

奥尔布赖特遗传性骨营养不良症(AHO)的体征通常与 PHP1A、PHP1C 和 PPHP 相关,其临床表现包括圆脸、身材矮小、异位骨化、短指、早发性肥胖以及不同程度的智力障碍和发育迟缓。

● **身材矮小**:大多数 PHP 患者在儿童时期和成人时期都比较矮小。然而,在儿童早期身高也可以正常。随着年龄的增长,这些儿童生长速度下降,青春期生长突减[6]。许多 PHP1A 患者出现 GHRH 抵抗和 GH 缺乏。骨骼成熟经常提前,骨骺早期闭合(图 12-2),这是与 GHRH 抵抗无关的身材矮小的原因。

● **异位骨化**:由于间充质干细胞中 Gsα 缺乏导致的发育缺陷,患者可能在真皮和皮下组织出现钙化结节。这些病变最常发生在 POH 和 PPHP,但 PHP1A 和 PHP1B 也会有不同程度的表现。异位骨化与血清钙、磷水平无关。异位骨化是 *GNAS* 突变的一种特异性症状,尤其是在出生时或儿童早期出现时。

● **短指(图 12-2)**:Ⅲ、Ⅳ、Ⅴ掌骨缩短(短腕)和第 Ⅰ 节远节指骨缩短(短指)。这是由于 Gsα 失活导致软骨细胞中 PTHrP 信号受损,生长板过早闭合导致。短指通常在出生时不存在,但在儿童时期出现,在青春期之前格外明显。

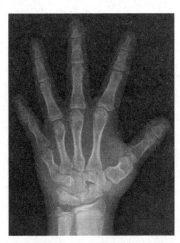

图12-2　一例 12 岁的 PHP1A 男性患者。骨龄是 16 岁或者说超龄 4 岁。掌骨上所有的生长板都闭合了,多数掌骨变短变厚

- **早发性肥胖**：非常常见。与正常对照组儿童相比，患儿的静息能量消耗较低，同时伴有多食症状。随着年龄的增长，这些特征变得不那么明显，成年后肥胖也不那么严重。在 PHP 患者中，睡眠障碍，包括睡眠呼吸暂停发生率有所增加。

- **智力障碍和发育迟缓**：非常常见，不同的患者程度不同。PHP1A 患者中约 80% 有认知障碍，但 PPHP 患者中只有 10% 存在认知障碍[7]。

12.4　临床评估

- 身材矮小（身高、生长速度）。最初可能是正常的线性生长，但最终常会身材矮小。
- 肥胖［体重，体重指数（body mass index，BMI）］。
- 面部畸形特征。
- 短指。
- 异常齿列。
- 皮下骨化。
- 发展与心理教育评价。
- 缺乏青春期发育或青春期生长突减。● 与急性或慢性低钙血症一致的临床表现包括感觉异常、肌肉痉挛、手足搐搦、反射亢进或癫痫发作。临床可检测出低钙血症，低钙击面征（Chvostek sign）阳性（叩击耳前面神经后出现面部肌肉抽搐）和（或）低钙束臂征（Trousseau sign）阳性（保持手臂血压袖带压力高于患者收缩压 20mmHg 并持续 3min 后出现腕痉挛）。
- 异位钙化。患者可在脑与基底节的灰白质交点等部位发生异位钙化，也可因钙 – 磷酸盐产物升高而发生白内障。

12.5　生化指标

12.5.1　甲状旁腺激素抵抗

患儿出生时并不存在甲状旁腺激素（PTH）抵抗，但在婴儿期或儿童期逐渐发展出现。最初的生化特征是高血清磷和 PTH 升高，随后是血清钙降低。然而,出现低钙血症可能需要长达 5 年或更长时间[8]。患者出现高磷血症、低 1,25(OH)$_2$D 和血清钙降低。

PTH 抵抗时,在肾近端小管,由于 1 - α 羟化酶的转录诱导功能缺失,导致 1,25 (OH)$_2$D 活性降低,进而导致肾小管钠依赖的磷酸盐转运体的表达降低,出现低尿磷和高磷血症。在肾远端小管中,患者还存在一定的 CaSR 功能,能够一定程度地重吸收钙。在肠道中,由于 1,25(OH)$_2$D 的生成缺陷,钙的吸收也减少。

当注射外源性 PTH 时,患儿的 cAMP 水平升高,但磷酸反应不足,这是 PHP2 的特征之一。尽管这种现象的分子缺陷尚未被发现,但 PHP2 与维生素 D 缺乏有关。其他可能的解释是 Gsα 下游的信号失活[9]。

12.5.2 对其他激素的抵抗

- **TSH 抵抗,**偶尔表现为新生儿期 TSH 水平升高,但儿童期或青春期后期更常出现。患者的 TSH 水平可轻至中度升高,游离甲状腺素水平正常至轻度降低,无甲状腺肿,甲状腺自身抗体阴性。当新生儿有先天性甲状腺功能减退,但甲状腺正常时,如果存在这些表型特征,应考虑 PHP 的诊断。

- **促性腺激素抵抗,**可表现为性成熟延迟或不完全、月经不规律或女性不孕症。男性可表现为隐睾和(或)缺乏青春期发育高峰。

- **生长激素释放激素(GHRH)抵抗,**表现为生长激素(GH)分泌不足和身材矮小。

- **少数 PHP 患者存在其他激素缺陷,**包括催乳素缺乏、血浆 cAMP 对胰高血糖素和异丙肾上腺素反应减弱、降钙素抵抗和胰岛素敏感性降低。

因 *PRKAR1A* 突变导致肢端骨质增生症的患者,普遍对 PTH 抵抗,几乎都对 TSH 抵抗。因 *PDE4D* 突变而患有肢端骨质疏松症的个体,只有一小部分人会出现 PTH 和(或)TSH 抵抗。那些影响了 cAMP 通路导致不同但是相关的疾病,分子机制存在显著的重叠。

12.6 实验室/放射学评估

- PTH 抵抗。低钙,高 PTH,高磷。还应检查血清 25(OH)D 和 1,25(OH)D$_2$水平。

- TSH 抵抗。TSH 升高,甲状腺素正常或降低。
- GHRH 抵抗。低 IGF–1 水平提示生长激素缺乏。生长激素缺乏可能伴随生长激素刺激试验结果异常。
- 促性腺激素抵抗。测定基线促性腺激素水平通常是没有帮助的,因为在月经不正常和性腺功能减退的患者中,它们的水平是正常的。
- 骨龄往往随着掌骨缩短而显著增加。
- 骨密度通常增加。由于甲状旁腺激素选择性作用于近端肾小管,因此对甲状旁腺激素无骨骼抵抗的 PHP1B 患者可发展为甲状旁腺骨病。长期继发性甲状旁腺功能亢进伴慢性低钙血症和 $1,25(OH)_2D$ 缺乏症与这些患者的三发性甲状旁腺功能亢进症有关。

12.7　诊　断

　　PHP 通常是通过临床和实验室检查进行诊断,其诊断标准如表 12–2 所示。分子遗传学分析可证实诊断。

- 首先进行 *GNAS* 位点外显子 1 ~ 13 的测序分析,如果未发现致病变异,则进行基因靶向缺失/重复分析[4]。

表 12–2　假性甲状旁腺功能减退症(PHP)的诊断标准

1. 临床特征
奥尔布赖特遗传性骨营养不良症(AHO)特征
・ 主要标准:短指,身材矮小,生长速度减慢(儿童)
・ 附加标准:圆脸,矮壮,肥胖,异位骨化(或者临床查体发现或者影像学发现)
2. 生化指标
・ 主要实验室发现。PTH 抵抗:在维生素 D 缺乏、镁缺乏和肾功能正常的情况下,低钙和高磷血症伴随血清甲状旁腺激素水平升高
・ 其他实验室发现。TSH 抵抗:血清 TSH 水平升高,通常无抗甲状腺抗体;促性腺激素抵抗:各种情况均可见,但基线的促性腺激素和性激素水平通常是正常的;GHRH 抵抗:生长激素刺激试验中,生长激素反应迟钝

PTH:甲状旁腺激素;TSH:促甲状腺激素;GHRH:生长激素释放激素

- 无皮下骨化的 PTH 抵抗和(或)AHO 特征的患者,可通过不同基因的靶向序列分析进行评估,如 *GNAS*、*PRKAR*1A、*PTHLH*、*PDE*4D 和 *PDE*3A。

- *GNAS* A/B 甲基化分析:TSS-DMR 可用于无 AHO 特征的 PTH 抵抗患者(PHP1B/iPPSD3,即印迹缺陷)或那些编码 Gsα 的 *GNAS* 外显子没有突变的 PHP1A 患者。

- 在家族 PHP1B 中,评估 *STX*16 缺失。

- 这些诊断方法没有发现分子病因(<10%)的 PHP 患者,外显子组和(或)全基因组测序可能有所发现。

12.8 管 理

患者因某些与激素抵抗相关的特异性症状就诊或随访时应进行筛查[9]。

12.8.1 甲状旁腺激素抵抗的管理

典型的甲状旁腺功能减退症的治疗目标是提升钙水平。然而,甲状旁腺激素(PTH)抵抗的治疗目标是将钙和磷水平都维持在正常范围内。PTH 的目标水平是将其控制在正常参考范围的高限附近或略高于参考范围值。人们担心甲状旁腺激素水平升高可能导致骨骼和矿化问题,但许多患者在骨水平上存在 PTH 抵抗。对于 PHP1B 患者,维持其正常水平的 PTH 对于预防不可逆性甲状旁腺功能亢进和减少骨吸收非常重要。避免 PTH 抑制也很重要,因为其可能导致高钙尿和肾钙质沉着。

- 儿童每 6 个月定期监测血清钙、磷和 PTH 水平,成人至少每年监测 1 次。

- 血清 25(OH)D 水平应维持在正常范围内。

- 目前的指南建议检查尿钙和行肾脏影像学检查。然而,由于肾远曲小管有正常的钙再吸收活动,血清钙水平正常的人发生高钙尿症和肾肿瘤的风险较低[10]。

- 治疗应包括活化维生素 D[骨化三醇或 1,25(OH)$_2$D]。

- 碳酸钙用于结合和降低血清磷水平。

- 血清磷酸盐水平持续升高的患者应限制含磷的饮食(乳制品和肉类)摄入量。

- 充分控制 PTH 抵抗,将磷酸钙产物减少到小于 55,可减少晶状体和大脑钙化的发展及恶化。然而,治疗对异位骨化没有作用。

12.8.2 促甲状腺激素抵抗的管理

对甲状腺功能减退的治疗是给予左甲状腺素以达到正常的促甲状腺激素(TSH)水平。

12.8.3 身材矮小的管理

患有 PHP 且身材矮小或生长速度减慢的患儿可能患有 GH 缺乏症。由于骨骺可过早闭合,因此对于 PHP1A 和 PPHP 患儿应早期进行生长激素刺激试验,这一点很重要[11]。青春期前患有 PHP 的儿童,生长激素治疗可以有效改善其线性生长发育[12]。

一些患有 PHP 的儿童出生时小于胎龄(small for gestational age,SGA),特别是在 PPHP 和肢端发育不全时,他们可以申请符合美国 FDA 批准的 SGA 适应证的生长激素。

骨龄通常明显提前,这可能最终导致最终成年身高降低。

12.8.4 促性腺激素抵抗的管理

男性和女性的性腺功能减退症分别用睾酮和雌激素/孕酮进行治疗。

12.8.5 预防肥胖

无论体重指数如何,患者在确诊时都应给予饮食和生活方式干预。当患儿因为体重增加、葡萄糖不耐受/2 型糖尿病和高血压来就诊或随访时,应对其进行筛查。

12.8.6 异位骨化

目前还没有针对异位骨化的特殊治疗方法或药物。小的异位骨化通常不会进展,可以手术切除引起疼痛和(或)不适的骨化。当骨化发生在关节周围时,常规的肢体锻炼和物理治疗是必要的。

12.8.7 眼科评估

监测白内障非常重要,尤其是当钙和磷水平升高时。

12.8.8 神经认知功能障碍

发育迟缓、智力低下和学习障碍非常常见。操作智商通常比语言智商受影响更大。患儿经常需要学校援助和教育支持。发育疗法(如物理疗法、职业疗法和语言疗法)对患儿有益。

12.8.9 牙科评估

患儿可能会出现牙齿萌出失败、牙根短钝、牙髓改变、牙缺失和牙釉质发育不全,建议在儿童时期每 6 ~ 12 个月定期检查一次牙齿。

对患儿无明显症状的一级亲属进行评估非常重要,这可以尽早识别那些可能从早期初始治疗中受益的人群。

参考文献

[1] Mantovani G, Elli FM. Multiple Hormone Resistance and Alterations of G-Protein-Coupled Receptors Signaling. Best Pract Res Clin Endocrinol Metab,2018 Apr,32(2):141 – 154.

[2] Turan S. Current Nomenclature of Pseudohypoparathyroidism:Inactivating Parathyroid Hormone/Parathyroid Hormone-Related Protein Signaling Disorder. J Clin Res Pediatr Endocrinol,2017,9(Suppl 2):58.

[3] Gejman PV, Weinstein LS, Martinez M , et al. Genetic Mapping of the Gs-alpha Subunit Gene (GNAS1) to the Distal Long Arm of Chromosome 20 Using a Polymorphism Detected by Denaturing Gradient Gel Electrophoresis. Genomics,1991 Apr,9(4):782 – 783.

[4] Haldeman-Englert CR, Hurst AC, Levine MA. Disorders of GNAS inactivation. GeneReviews 1993. Available at:https://www. ncbi. nlm. nih. gov/books/NBK459117/.

[5] Linglart A, Levine MA, Juppner H. Pseudohypoparathyroidism. Endocrinol Metab Clin North Am 2018 Dec,47(4):865 – 888.

[6] De Wijn E, Steendijk R. Growth and Maturation in Pseudo Hypoparathyroidism, a Longitudinal Study in 5 Patients. Eur J Endocrinol,1982,101(2):223 – 226.

[7] Mouallem M, Shaharabany M, Weintrob N, et al. Cognitive Impairment is Prevalent in Pseudohypoparathyroidism Type Ia, but Not in pseudopseudohypoparathyroidism:Possible Cerebral Imprinting of Gsα. Clin Endocrinol,2008,68(2):233 – 239.

[8] Gelfand IM, Eugster EA, DiMeglio LA. Presentation and Clinical Progression of Pseudohypoparathyroidism With Multi-Hormone Resistance and Albright Hereditary Osteodystrophy:A Case Series. J Pediatr, 2006,149(6):877 – 880, e1.

[9] Mantovani G, Bastepe M, Monk D, et al. Diagnosis and Management of Pseudohypoparathyroidism and Related Disorders:First International Consensus Statement. Nat Rev Endocrinol,2018,14(8):476.

[10] Hansen DW, Nebesio TD, DiMeglio LA, et al. Prevalence of Nephrocalcinosis in Pseudohypoparathyroidism:Is Screening Necessary. J Pediatr 2018,199:263 – 266.

[11] Germain-Lee EL. Management of Pseudohypoparathyroidism. Curr Opin Pediatr,2019,31(4):537 – 549.

[12] Mantovani G, Ferrante E, Giavoli C, et al. Recombinant Human GH Replacement Therapy in Children with Pseudohypoparathyroidism Type Ia:First Study on the Effect on Growth. J Clin Endocrinol Metab,2010,95(11):5011 – 5017.

第**13**章

其他遗传性甲状旁腺疾病

Tal Yalon, Haggi Mazeh

13.1 引 言

　　甲状旁腺功能亢进(HPT)是导致儿童高钙血症的一种罕见原因。原发性甲状旁腺功能亢进症(PHPT)是一种内分泌疾病,特征是 1 或多个甲状旁腺病理性自主分泌甲状旁腺激素(PTH),导致高钙血症。虽然成人 PHPT 很常见,患病率高达 0.86% ,但儿童 PHPT 是高钙血症的罕见原因,发病率为 $(2 \sim 5)/10$ 万人,占高钙血症病例的 1%[1,2]。

　　大多数 PHPT 病例为散发性,无家族病史,与其他内分泌疾病无关。据估计,在一般人群中,约 10% 的 PHPT 病例的发病与遗传有关,与 11 个基因中的某个基因的胚系突变有关。年轻的 PHPT 患者更可能由遗传导致,特别是在有高钙血症家族史的情况下[3]。美国内分泌外科医生协会(AAES)制定了 PHPT 临床指南,建议患者存在以下情形时进行遗传咨询:年龄 < 40

岁,伴发多腺体病(MGD),有家族史或有综合征表现的 PHPT 患者[4]。

家族性 PHPT 是一组遗传性疾病,多为常染色体显性遗传,可独立于其他内分泌疾病出现,也可以与其他内分泌疾病同时存在。一般可分为综合征病因和非综合征病因两种,本章我们将详细阐述这些情况。

13.2　原发性甲状旁腺功能亢进症的综合征病因

13.2.1　多发性内分泌肿瘤综合征

多发性内分泌肿瘤综合征(multiple endocrine neoplasia,MEN)是一组常染色体显性遗传性疾病,患者倾向于罹患两种或多种具有独特特征的内分泌肿瘤。MEN – 1、MEN – 2A 和 MEN – 4 患者均可罹患 PHPT。

MEN –1

MEN – 1 是一种常染色体显性遗传综合征(很少散发),有很高的外显率,易发生甲状旁腺、垂体前叶和肠 – 胰腺内分泌细胞肿瘤(可以简便地记为 3Ps:parathyroid, pituitary, pancreas)。此类患者到 40 岁时,甲状旁腺肿瘤、垂体前叶肿瘤和肠 – 胰内分泌肿瘤的发病率分别为 90%、30%~70% 和 30%~40%。此外,这些患者也有罹患胸腺和支气管神经内分泌肿瘤、胃肠类嗜铬细胞样肿瘤和肾上腺肿瘤的风险[5]。Paul Wermer 博士于 1953 年首次报道此病,估计其患病率为(2~3)/100 000 人。MEN1 基因于 1997 年被发现。它是一种抑癌基因,位于 11 号染色体长臂(11q13)上,编码包含 610 个氨基酸的被称为 Menin 的蛋白质。目前已确认该基因存在 1 000 多种体系和胚系突变,该蛋白突变导致内分泌肿瘤的确切机制仍不清楚[6]。

家族型 PHPT 中最常见的类型是 MEN – 1。MEN – 1 型 PHPT 患者具有一些独特的临床特征:发病年龄较早(20~25 岁,散发性病例为 50 岁以上),性别分布均匀,一生中发生多腺体疾病的可能性较高。建议这些患者从 8 岁起每年进行一次 PHPT 筛查,检查内容包括血清钙和 PTH 在内的生化指标。一旦确诊为 PHPT,建议进行手术治疗。由于罹患多腺体疾病的患者疾病复发风险高,因此,如果在最初的手术探查位置未发现甲状旁腺,建议行双侧甲状旁腺全部探查并行甲状旁腺次全切除术(即切除 3~3.5 枚甲状旁腺)或甲状旁腺全切术 + 即刻甲状旁腺自体移植[4,7]。

MEN –2A

经典的 MEN –2A 型是一种以甲状腺髓样癌（MTC）、嗜铬细胞瘤和甲状旁腺肿瘤为特征的家族综合征。三种内分泌肿瘤的外显率分别为 99%、50% 和 20%～30%。本病于 1961 年被 John H. Sipple 博士首次描述，它是一种常染色体显性遗传疾病，主要是 RET 基因突变所致。1988 年，有学者发现了 RET 基因，它是一种原癌基因，位于 10 号染色体（10q11.2）。基因编码一种酪氨酸激酶跨膜受体，该受体特征性表达于一类神经嵴起源的细胞。这一类细胞包括甲状腺 C 细胞、肾上腺髓细胞和肠自主神经节细胞[3,8]。95%的 MEN –2A 患者为基因型 – 表型强相关，致病风险为 4 级，因此，建议预防性行甲状腺切除术以避免罹患 MTC。

MEN –2A 患者的 PHPT 平均发病年龄为 38 岁，5% 的患者首发症状为高钙血症。病程缓慢，在儿童时期很少需要治疗[6,8]。典型表现是甲状腺旁腺的不对称增生，AAES 指南推荐只切除明显增大的甲状旁腺。如果所有甲状旁腺均异常，首选次全甲状旁腺切除术[4]。另一个必须考虑的问题是，许多患者之前曾接受过甲状腺全切术，这就需要在手术中正确定位甲状旁腺，并特别小心避免副损伤。

MEN –4

5%～10% 的 MEN –1 综合征患者存在除 MEN1 基因外的其他基因改变，但其临床表现无显著差异。在这些 MEN –1 样疾病中，约 3% 的疾病发病与 CDNK1B 基因的 8 个已知突变之一有关。该基因定位于染色体 12p13，编码包含 196 个氨基酸的细胞周期蛋白依赖激酶抑制剂（CK1）p27^{kip1}。散发性 PHPT 患者中几乎没有这些突变的报道[9]。

13.2.2 甲状旁腺功能亢进 – 颌肿瘤综合征

甲状旁腺功能亢进 – 颌肿瘤综合征（hyperparathyroidism-jaw tumor syndrome，HPT-JT）是一种罕见的常染色体显性遗传病，其特征是由甲状旁腺腺瘤甚至甲状旁腺癌引起的 PHPT，同时伴有纤维骨性颌（上颌骨和下颌骨）肿瘤、子宫肿瘤和肾脏肿瘤。它是由编码副纤维蛋白的 CDC73/HRPT2 基因突变引起的，该基因被认为是一种抑癌基因[3,10,11]。大多数患者的首发临床表现是 PHPT,外显率超过 70%。与散发性或 MEN 相关疾病相比,HPT-JT 的 PHPT 临床病程往往更具侵袭性,甚至危及生命。此外,据估计,HPT-JT 患者中甲状旁腺癌的发病率高达 10%。大多数 *CDC73/HRPT*2 突变的患者会在青春期后或成年早期发生 PHPT,良性甲状旁腺瘤和甲状旁腺癌的发病时间甚至分别早至 7 岁和20 岁。建议已知该基因突变的患者从 5 ~ 10 岁[12-14]开始筛查 PHPT。在67% ~100%的甲状旁腺癌中可以查到 *CDC73/HRPT*2 基因突变,而在良性疾病中很少发现。建议在所有甲状旁腺癌和 *MEN*1 突变阴性的疑似家族性 PHPT 患者中检测这些突变[4,14]。

13.3　原发性甲状旁腺功能亢进症的非综合征病因

家族性低钙尿性高钙血症

家族性低钙尿性高钙血症(familial hypocalciuric hypercalcemia,FHH)是一种终身良性高钙血症的病因,是一种杂合性常染色体显性遗传疾病。它是由负责钙敏受体(calcium sensing receptor,CaSR)基因的功能缺失性突变引起的。CaSR 表达于甲状旁腺主细胞、肾脏和许多其他组织上,其作用的下降导致血清钙水平被"重设",PTH 水平升高或为非正常水平。这类患者还存在非 PTH 依赖的低尿钙排泄[12]。本病通常好发于新生儿期,一般没有临床症状,极难估计其真正的患病率。在评估高钙血症和 PHPT 患者时,牢记这一点非常重要。因为这些患者不需要手术干预。由于生化指标和临床参数往往无法与 PHPT 相区分,基因检测可能有助于儿童 PHPT 的诊断[14]。

13.4　新生儿重症甲状旁腺功能亢进症

新生儿重症甲状旁腺功能亢进症(neonatal severe hyperparathyroidism,NSHPT)是一种独立形式的 PHPT,新生儿出生时或出生后 6 个月出现症状。该病可导致严重的症状性高钙血症。*CaSR* 基因的纯合性失活突变(不同于 FHH 中的杂合失活)导致严重的危及生命的高钙血症。NSHPT 的特征是严重的高钙低磷血症,肌张力减退,发育失败,继发于破骨细胞过度活动导致的骨脱矿,随后出现骨折,以及继发于胸腔受累的呼吸困难。这种危及生命的疾病需要紧急切除甲状旁腺,以纠正甲状旁腺依赖性高钙血症[3,12,15,16]。

参考文献

[1] Press DM, Siperstein AE, Berber E, et al. The Prevalence of Undiagnosed and Unrecognized Primary Hyperparathyroidism: A Population-Based Analysis from the Electronic Medical Record. Surgery, 2013, 154(6): 1232 – 1238.

[2] Kollars J, Zarroug AE, Heerden J Van, et al. Primary Hyperparathyroidism in Pediatric Patients. Pediatrics, 2005, 115(4): 974 – 980.

[3] Thakker RV. Genetics of Parathyroid Tumours. J Intern Med, 2016, 280(6): 574 – 583.

[4] Wilhelm SM, Wang TS, Ruan DT, et al. The Definitive Management of Primary Hyperparathyroidism Who Needs an Operation. JAMA, 2017, 317(11): 959 – 968.

[5] Kamilaris CDC, Stratakis CA. Multiple Endocrine Neoplasia Type 1 (MEN1): An Update and the Significance of Early Genetic and Clinical Diagnosis. Front Endocrinol (Lausanne), 2019, 10:1 – 15.

[6] Norton JA, Krampitz G, Jensen RT. Multiple Endocrine Neoplasia Genetics and Clinical Management. Surg Oncol Clin NA, 2015, 24(4): 795 – 832.

[7] Men NT, Thakker RV, Newey PJ, et al. Clinical Practice Guidelines for Multiple Endocrine. J Clin Endocrinol Metab, 2012, 97(September): 2990 – 3011.

[8] Giri D, Mckay V, Weber A, et al. Multiple Endocrine Neoplasia Syndromes 1 and 2: Manifestations and Management in Childhood and Adolescence. Arch Dis Child, 2015, 100(10): 994 – 999.

[9] Thakker RV. Molecular and Cellular Endocrinology Multiple Endocrine Neoplasia type 1 (MEN1) and type 4 (MEN4). Mol Cell Endocrinol, 2014, 386(1 – 2): 2 – 15.

[10] Simonds WF, Branch MD, Diseases K. HHS Public Access. Endocrinol Metab Clin North Am, 2017, 46: 405 – 418.

[11] Mathews JW, Winchester R, Alsaygh N, et al. Hyperparathyroidism-Jaw Tumor Syndrome_ an Overlooked Cause of Severe Hypercalcemia. Am J Med Sci, 2016, 352(3): 302 – 305.

[12] Stokes VJ, Nielsen MF, Hannan FM, et al. Hypercalcemic Disorders in Children. J Bone Miner Res, 2017, 32(11): 2157 – 2170.

[13] Starker LF, Åkerström T, Long WD, et al. Frequent Germ-Line Mutations of the MEN1, CASR, and HRPT2 / CDC73 Genes in Young Patients with Clinically Non-Familial Primary Hyperparathyroidism. Hormones Cancer, 2012, 1(1 – 2): 44 – 51.

[14] Giusti F, Cavalli L, Cavalli T, et al. Hereditary Hyperparathyroidism Syndromes. J Clin Densitom, 2013, 16(1): 69 – 74.

[15] Davies JH, Shaw NJ. Investigation and Management of Hypercalcaemia in Children. Arch Dis Child, 2012, 97(6): 533 – 538.

[16] Falchetti A, Marini F, Giusti F, et al. DNA-Based Test: When and Why to Apply It to Primary Hyperparathyroidism Clinical Phenotypes J Internal Med, 2009, 266: 69 – 83.

第 *14* 章

儿童甲状旁腺功能亢进症

Kimberly Ramonell, Erin Partington Buczek

14.1　诊　断

　　甲状旁腺功能亢进症(HPT)的定义是血清甲状旁腺激素(PTH)水平升高或虽在正常范围但已对健康造成影响。因为血清钙水平可影响 PTH,所以检查血清钙有助于明确 HPT 的病因。HPT 主要分为原发性、继发性和三发性三种。查体通常无法触及正常和增大的甲状旁腺,因为甲状旁腺位于颈部深层、甲状腺的背侧面——甲状腺背侧组织的内侧缘到外侧缘的范围内。对于大多数患者,实验室和影像学检查有助于明确诊断、术前评估和制订手术方案。详细的实验室和影像检查可见其他章节。

14.2　病　因

14.2.1　原发性甲状旁腺功能亢进症

血清钙水平升高时,正常甲状旁腺通过负反馈调节机制来减少 PTH 的合成和释放,从而导致血清 PTH 水平下降。在原发性甲状旁腺功能亢进症(PHPT)中,不仅血清钙水平升高,PTH 水平也升高或处于正常范围内高限。这两种生化指标紊乱是确诊典型 PHPT 的依据。图 14－1 列举了用于鉴别PHPT 病因的异常生化指标数值,包括在血清钙和 PTH 水平处于正常范围内时。

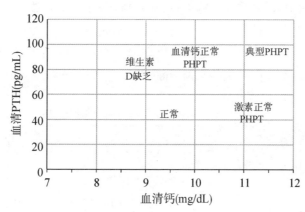

图 14－1　原发性甲状旁腺功能亢进症(PHPT)与血清钙和 PTH 水平的变化关系,即使是在血清钙和 PTH 水平正常的情况下,也有助于诊断 PHPT

与成人相似,在儿童和青少年人群中,PHPT 的症状与高钙血症的严重程度和持续时间有关。症状通常比较模糊,程度从轻度至重度不等,并且在幼儿中很难明确。常见症状有腹痛、便秘、恶心呕吐、胰腺炎、血尿、尿毒症、多尿和胃溃疡[2]。与成人相似,儿童的神经精神症状可表现为情绪波动、疲劳、抑郁、高血压相关头痛、精神状态改变和昏迷[2]。PHPT 也可能伴有骨病,特征是全身性脱钙和骨膜下吸收,这是纤维囊性骨炎的一个特征。手部X 线图像中,这一现象在第 2 或第 3 指的中指骨的桡侧最为明显。棕色肿瘤(合并出血的破骨细胞肿瘤)和骨囊肿偶有出现。会产生骨痛和病理性骨折的严重 HPT 现在已经很少见[3]。

与成人相比,患有 PHPT 儿童就诊时症状明显,在确诊时更有可能伴有终末器官损害的表现。这种差异的原因尚不完全清楚,有人认为,与经常进行常规生化筛查的成人相比,儿童的诊断时间长是其中部分原因(在一项大样本分析中,诊断前儿童的症状平均持续时间为 24 个月)[1]。但是最新的单中心数据表明,与 13 年前相比,现在无症状的儿童 PHPT 的诊断比例从 56% 增加到 79%,这表明儿童 PHPT 的诊断有提前的趋势[4]。

PHPT 是儿童最常见的 HPT 类型。在 PHPT 儿童和青少年中,最常见的病因是甲状旁腺腺瘤。与成人相似,大多数是单个腺体疾病,多发性腺瘤比较罕见。甲状旁腺腺瘤的发生是由于 I 细胞的体细胞突变导致克隆增殖和自体 PTH 产生过多,并且对高血钙的负反馈调节没有反应[5]。在儿童散发性 PHPT 诊断中,以多腺体疾病为特征的甲状旁腺增生高达 40%,而成人仅为 10% ~ 15%[1]。具有遗传综合征的儿童和成人[如多发性内分泌肿瘤综合征(MEN-1 和 MEN-2A)],更容易表现为 4 个腺体的增生,而非腺瘤性疾病。表 14 - 1 总结了 HPT 的鉴别诊断。

表 14 -1   甲状旁腺功能亢进症的鉴别诊断

类型	病因
原发性甲状旁腺功能亢进症	
	·甲状旁腺腺瘤
	·甲状旁腺增生
	·甲状旁腺癌
	·新生儿重症原发性甲状旁腺功能亢进症
	·家族性低钙尿性高钙血症
	·遗传综合征(MEN - 1、MEN - 2A、颌骨肿瘤)
继发性甲状旁腺功能亢进症	
	·慢性肾脏疾病
	·1 - α - 羟化酶缺乏
	·吸收不良/营养不良
	·遗传性维生素 D 抵抗性佝偻病
三发性甲状旁腺功能亢进症	·肾移植后肾衰竭

新生儿重症原发性甲状旁腺功能亢进症（NSHPT）是一种新生儿特有、非常罕见和有致死可能的PHPT。NSHPT是由于钙敏感受体（CaSR）基因发生遗传性纯合突变，功能丧失所致[6]。患有NSHPT的新生儿的CaSR功能完全缺失或严重衰减，导致甲状旁腺增生、不受控制的PTH过度分泌和严重的高钙血症。在出生后的几天内，NSHPT患儿就会出现发育停滞、张力减退和呼吸窘迫。生化检查表现为血清钙明显升高甚至危及生命（血清钙 > 20mg/dL）和严重的代谢性骨病。在评估患有高钙血症的新生儿时，还需要排除因为产妇低钙血症导致的一过性新生儿甲状旁腺功能亢进的可能。

当 CaSR 基因只有1个等位基因失活时，会导致一种更温和且通常无症状的 PHPT 类型，为家族性低钙尿性高钙血症（familial hypocalciuric hypercalcemia，FHH）。在 FHH 中，PTH 和钙水平通常只略有升高。其特征是低钙尿，原因是肾无法表达用于调节髓袢升支粗段负责重吸收钙的 CaSR[7]。低钙尿（通常 <100mg/d）的出现可避免肾结石和肾钙质沉着的进展，这一点有助于区分 FHH 和其他病因导致的 PHPT。

在儿童和青少年群体中，与 PHPT 相关的遗传情况包括 MEN－1、MEN－2A 和甲状旁腺功能亢进－颌骨肿瘤综合征（HPT-JT），详见第13章。因甲状旁腺腺癌导致的 PHPT 极其罕见，占成人所有 HPT 病因的不足1%，虽然甲状旁腺腺癌在儿童中的确切发病率尚不清楚[8]，但可能更罕见。第15章将对甲状旁腺癌的诊断和治疗进行详细的综述。

14.2.2　继发性甲状旁腺功能亢进症

继发性甲状旁腺功能亢进症（secondary hyperparathyroidism，SHPT）是甲状旁腺在低钙刺激下导致的高 PTH 状态。SHPT 常见于慢性肾功能不全患者，也可见于钙或维生素 D 摄入不足或者肠内吸收不良引起的低钙血症患者（表14－1）。维生素 D 是维持正常钙稳态所必需的物质。骨化三醇是维生素 D 的活化形式，可以增加肠道钙的吸收。在维生素 D 缺乏时，用于合成骨化三醇的底物不足，可导致循环骨化三醇水平降低，肠道钙吸收不足、低钙血症，导致 PTH 合成增加，破骨细胞活化增加骨溶解，最终升高血清钙水平[9]。

维生素 D 缺乏的原因很多，包括合成不足（由于缺乏紫外线暴露）、摄入不足、肠内吸收不良、肾丢失，以及儿童特有的 1－α－维生素 D 羟化酶基因先天缺陷,可导致骨化三醇难以正常形成。慢性肾功能不全导致 SHPT 的病理生理学机制很复杂,与高磷血症(以及由此产生的低钙血症)、肾内丢失导致的骨化三醇缺乏、钙摄入量低、钙吸收减少,以及甲状旁腺细胞对细胞外钙的反应异常有关[9]。近端肾小管是循环骨化三醇的来源,终末期肾病(end-stage renal disease, ESRD)患者中,骨化三醇会进一步减少。

所有这些病因都有一个共同的病理生理过程:钙吸收减少导致血清钙水平降低,机体通过适当增加 PTH 合成以及骨钙释放来纠正。

14.2.3 三发性甲状旁腺功能亢进症

三发性甲状旁腺功能亢进症(tertiary hyperparathyroidism, THPT)在儿童中很罕见,其病理机制为,在低钙血症引起的 SHPT 的基础上,长时间刺激导致甲状旁腺增生,继而导致自主性 PTH 分泌过多,常发生于肾衰竭患者和接受肾移植处于肾功能恢复期的 SHPT 患者。尽管肾移植使钙稳态正常化,但自主性 PTH 的产生仍然存在。和 PHPT 一样,THPT 表现为血清钙水平升高和 PTH 水平升高。确诊此病主要依靠病史,生化检查很难与其他疾病相鉴别。据报道,肾移植患者的发病率是 0.5% ~ 5.6%[10]。

14.3 治 疗

儿童甲状旁腺功能亢进症的管理经验主要是来自成人指南。2014 年更新的美国国立卫生研究院(NIH)指南建议所有 50 岁以下的 PHPT 患者无论症状如何,均需进行甲状旁腺切除术[11]。依据指南,所有患有 PHPT 的儿童、青少年和年轻人都应该接受手术。术前明确单发腺瘤的患者可以采用微创入路(定义为 2cm 颈部领式横切口,辅以术中 PTH 监测),安全且高效[12]。未定位或已知的多发性腺瘤病患者需要双侧颈部探查。对于四腺体增生患者的治疗要么是完全甲状旁腺切除术,并自体移植(约 50mg),要么是次全(3.5 个腺体)甲状旁腺切除术,保留足够的残余甲状旁腺组织并进行冷冻保存,以便在永久性术后甲状旁腺功能减退的情况下进行自体移植。对四腺体增生的患者采用次全切除术还是全甲状旁腺切除术联合自体移植目前仍有争议,将在第 16 章进一步讨论。

SHPT 手术干预的指征并不明确,特别是儿童患者。对这些患儿的治疗,补充钙、维生素 D 和口服磷酸盐螯合剂通常能成功维持正常的 PTH 和磷水平,但饮食和药物的依从性非常重要。众所周知,长期暴露于高磷血症、高 PTH 浓度和过度骨丢失会导致伴有终末期肾病的成人心血管事件和整体死亡率增加,但对儿童患者的影响尚不清楚[13]。一项探索性研究的早期结果表明,在小于 6 岁的肾透析儿童患者中,单次口服 0.25mg/kg 体重的西那卡塞(一种能够激活 CaSR 的拟钙剂)效果良好。在给药 8h 后,骨化三醇使 PTH 降低 30%,提示在治疗儿童 SHPT 中有潜在的作用[14]。

与成人类似,如果 SHPT 患者钙磷乘积(Ca^{2+} 值 × PO_4^- 值)大于 70 或者有严重的骨病、不可控制的瘙痒、合并肿瘤样钙盐沉着症的广泛软组织钙化,或者钙化防御(calciphylaxis),则应考虑手术治疗[15,16]。假定对四腺体增生的 SHPT 采用手术治疗,须进行双侧甲状旁腺探查。如果发现增生,则进行甲状旁腺次全切除术或者自体移植的甲状旁腺全切除术,后者会切除所有 4 个腺体,并在前臂或颈部肌肉中自体移植少量残余甲状旁腺组织[8]。

与 SHPT 相比,THPT 的主要治疗方法是外科手术。在所有三发性 HPT 患者中,95%~99% 的患者将在肾移植术后 6 个月内恢复正常的钙稳态[10]。换句话说,虽然甲状旁腺切除可以治疗 THPT,但很少有患者需要手术。需要手术治疗的情况包括严重的高钙血症(血清钙水平 >11.5mg/dL)或移植后 3 个月以上持续的高钙血症(血清钙水平 >10.2mg/dL),伴有严重骨量减少、肾结石或其他 HPT 典型症状,包括疲劳、瘙痒、骨痛、病理性骨折、消化性溃疡或精神状态改变[15]。

参考文献

[1] Kollars J, Zarroug AE, van Heerden J, et al. Primary Hyperparathyroidism in Pediatric Patients. Pediatrics,2005,115(4):974-980.
[2] Markowitz M, Underland L, Gensure R. Parathyroid Disorders. Pediatr Rev, 2016, 37(12):524-535.
[3] Allo M, Thompson NW, Harness JK, et al. Primary Hyperparathyroidism in Children, Adolescents, and Young Adults. World J Surg,1982,6(6):771-776.
[4] Lou I, Schneider DF, Sippel RS, et al. The Changing Pattern of Diagnosing Primary Hyperparathyroidism in Young Patients. Am J Surg,2017,213(1):146-150.
[5] Williams RH. Williams Textbook of Endocrinology. Philadelphia:Saunders, 2003.
[6] Roizen J, Levine MA. Primary Hyperparathyroidism in Children and Adolescents. J Chinese Med Assoc,2012,75(9):425-434.

[7] Moor M, Bonny O. Ways of Calcium Reabsorption in the Kidney. Am J Renal Physiol, 2016,310(11):1337 – 1350.

[8] Burke J, Chen H, Gosain A. Parathyroid Surgery in Children. Semin Pediatr Surg, 2014,23(2):66 – 70.

[9] Lal G, Clark OH. Thyroid, Parathyroid, and Adrenal//Brunicardi F, Andersen DK, Billiar TR, et al. editors. Schwartz's Principles of Surgery, 11e. New York: McGraw-Hill.

[10] Dewberry LC. Predictors of Tertiary Hyperparathyroidism: Who Will Benefit from Para-thyroidectomy. Surgery,2014,156(6):1631 – 1636.

[11] Udelsman R, Åkerström G, Biagini C, et al. The Surgical Management of Asymptomatic Primary Hyperparathyroidism: Proceedings of the Fourth International Workshop. J Clin Endocrinol Metab, 2014,99(10):3595 – 3606.

[12] Mancilla EE, Levine MA, Adzick NS. Outcomes of Minimally Invasive Parathyroidectomy in Pediatric Patients with Primary Hyperparathyroidism Owing to Parathyroid Adenoma: A Single Institution Experience. J Pediatr Surg,2017,52(1): 188 – 191.

[13] Cozzolino M, Dusso AS, Slatopolsky E. Role of Calcium-Phosphate Product and Bone-Associated Proteins on Vascular Calcification in Renal Failure. J Am Soc Nephrol,2001, 12(11):2511 – 2516.

[14] Sohn WY, Portale AA, Salusky IB, et al. An Open-Label, Single-Dose Study to Evaluate the Safety, Tolerability, Pharmacokinetics, and Pharmacodynamics of Cinacalcet in Pediatric Subjects Aged 28 Days to < 6 Years with Chronic Kidney Disease Receiving Dialysis. Pediatr Nephrol,2019,34(1):145 – 154.

[15] Pitt SC, Sippel RS, Chen H. Secondary and Tertiary Hyperparathyroidism, State of the Art Surgical Management. Surg Clinics North Am,2009,89(5):1227 – 1239.

[16] Madorin C, Owen RP, Fraser WD, et al. The Surgical Management of Renal Hyperparathyroidism. Eur Arch Otorhinolaryngology,2012,269(6):1565 – 1576.

第 15 章

儿童甲状旁腺癌

Jesse T. Davidson Ⅳ , Alicia Diaz-Thomas

15.1　临床诊断和检查

儿童甲状旁腺癌的临床诊断颇具挑战性,需要多学科团队评估所有可用的数据,包括临床表现、实验室数据、影像学表现、基因检测、外科评估和组织病理学表现。

15.1.1　临床表现

成人甲状旁腺癌临床表现的严重程度是评估其初始风险的主要依据。严重的高钙血症和甲状旁腺功能亢进症往往会引起全身性的临床症状和后遗症(如疲劳、抑郁和体重减轻),并伴有中至重度胃肠功能紊乱(如恶心、腹痛、呕吐和便秘),还可能出现骨和肾脏疾病(如多尿、烦渴、病理性骨折和肾结石),症状也可能局限于头颈部(如吞咽困难、可触及的肿块、颈部疼痛、声音嘶哑和咽喉疼痛)[3]。相比于成人,青少年出现良性原发性甲状旁腺功能亢进时更常出现高钙血症相关症状(发病率分别为 20% ~ 50% 和 70% ~ 90%)[4]。因此,儿童患者单纯根据症状的严重程度很难鉴别良性和恶性甲状旁腺疾病。

15.1.2　实验室检查

儿童甲状旁腺癌的实验室评估数据有限。在成人病例中,血清钙水平明显升高(≥13mg/dL)[5]。PTH 水平往往更加多变,但据报道,把 PTH 高于正常值上限 3 倍(≥195pg/mL)作为对甲状旁腺癌的诊断阈值时,诊断的敏感度为 84.4%,特异度为 80.0%[6]。有关儿童甲状旁腺癌的病例报道极少,已发表的数据显示,血清钙水平波动范围为 12.0 ~ 20.7mg/dL,但 PTH 水平变化极大,在 190pg/mL 至 8 363pg/mL 之间波动[7,8]。对于成人,利用第三代和第二代测定法检测的 PTH 的比值可以进一步评估甲状旁腺癌的诊断。甲状旁腺癌过度分泌氨基 PTH,良性甲状旁腺疾病则不分泌;可以通过第三代 PTH 检测法检测到氨基 PTH,第二代 PTH 检测法则不能。把该比值 > 1 作为对甲状旁腺癌的诊断阈值时,诊断敏感度为 81.8%,特异度为 97.3%[9,10]。这项检测虽然尚未在儿童甲状旁腺癌患者中得到验证,但或许对其诊断有所帮助。

15.1.3　影像学检查

目前,还没有专门的针对甲状旁腺癌的影像学检查手段。对甲状旁腺癌选择影像学检查手段的原则与对原发性甲状旁腺功能亢进情况下对异常甲状旁腺定位的原则相同。术前评估可采用颈部超声、颈部和纵隔增强 CT、4D-CT、甲氧异腈核素显像、SPECT、SPECT/CT 或 MRI,实际选择时,主要根据技术的可及性、放射专家的意见和临床医生的偏好。高分辨率颈部超声和甲氧异腈核素显像是术前定位甲状旁腺肿瘤组织最常用的方法[11]。当怀疑恶性时,高分辨率解剖学方法(如 4D-CT)可用于评估肿瘤对周围结构的侵犯、淋巴结肿大或转移情况。此外,甲状旁腺癌的 CT 检查具有一些特殊的影像学表现,包括形状不规则、短 - 长轴比高、瘤周浸润、钙化和低对比度增强[12]。也有证据表明,甲氧异腈核素显像也可用于区分甲状旁腺腺瘤和甲状旁腺癌,因为甲状旁腺癌往往有更高的^{99m}Tc-MIBI 残留量[13]。

15.1.4 基因检测

基因检测是诊断儿童甲状旁腺癌必不可少的工具,特别是转录因子 CDC73,其胚系突变和缺失与一系列疾病表型有密切关系,包括散发性甲状旁腺腺瘤、甲状旁腺癌、孟德尔症、甲状旁腺功能亢进 – 颌骨肿瘤综合征 (HPT-JT)和家族性孤立性甲状旁腺功能亢进(familial isolated hyperparathyroidism,FIHP)[14]。HPT-JT 和 FIHP 是常染色体显性遗传疾病,在儿童期或成年早期可引起甲状旁腺腺瘤或甲状旁腺癌。HPT-JT 还可能伴有颌骨纤维骨性肿瘤、囊性肾病和子宫纤维瘤。因此,对患儿详细询问家族史非常重要。一些研究报道,约 25% 的 HPT-JT 患者没有 CDC73 基因编码区或剪接位点的点突变。因此,完整的基因检测必须包括检测 CDC73 基因全部或部分缺失的方法,甚至包括启动子、内含子或非编码区(UTRs)的突变[14]。如果发现患者的 CDC73 基因存在胚系异常,应建议其接受遗传咨询。

15.2 手术评估

术中发现肿瘤与周围组织粘连或浸润是恶性肿瘤的特征之一。如果怀疑恶性,建议全部切除甲状旁腺及病灶以达到治愈目的。甲状旁腺全切术的患者长期生存率为 89%,局部复发率为 8%;单纯甲状旁腺切除术的长期生存率为 53%,局部复发率为 51%[15]。成人患者出现远处转移的风险因素包括:肿瘤直径 >3.2cm、切缘阳性、淋巴结侵犯、肿瘤破裂、术中切除病灶后 PTH 未降低[16]。目前普遍认为复发或转移性甲状旁腺癌采用手术切除不能治愈,建议采取内科保守治疗。

15.3 组织学表现

良性和恶性甲状旁腺病变从组织学上很难区分。甲状旁腺癌具有典型的被纤维带分隔的小叶结构、核异型和有丝分裂活跃[17],但这些表现也可见于良性病变。血管和包膜侵犯高度提示恶性,但只有在发现转移灶和进展时才能确诊为恶性肿瘤[18]。丧失 CDC73 蛋白(又称 parafibromin 蛋白)免疫反应性的病灶也高度怀疑恶性,但是某些甲状旁腺癌会持续完全或部分表达 CDC73 蛋白,一小部分甲状旁腺腺瘤的 parafibromin 染色为阴性[19],这种不确定性导致不能将其作为甲状旁腺癌的常规诊断工具,但是作为多方面评估的因素之一,CDC73 蛋白依然具有一定的临床价值。已有报道,甲状旁腺腺瘤与甲状旁腺癌的生长抑素受体存在表达差异,随着个体化治疗的发展,肿瘤的分子特点在临床上的应用前景可能会越来越广泛[20]。

15.4   儿童复发或转移性甲状旁腺癌的随访和治疗策略

手术切除后对甲状旁腺癌局部复发或远处转移的监测包括问诊、体格检查和血清钙检测,频率为第 1 年每 6 个月 1 次,此后的 2 年每年 1 次,然后每隔 1 年复查 1 次。此外,患者每年还应进行颈部超声检查。由于存在远期复发(>10 年)的风险,因此应终生随访,在随访中发现任何异常都需要进行详细的全身影像学检查和生化评估[21]。如果患者出现复发,无论是手术和内科治疗都是姑息性治疗,局部病灶切除或远处转移病灶切除可以暂时缓解症状。

甲状旁腺癌复发的治疗原则是采用药物减轻高钙血症及其并发症,以减轻患儿的症状,延长生存期。常用的药物为选择性钙敏感受体激动剂(如西那卡塞)和双膦酸盐,但药物的疗效往往会随着使用时间的延长逐渐丧失[22,23]。地诺单抗是一种特异性靶向核因子 κB 受体活化因子配体(RANKL)的抗体,可抑制破骨细胞的活化和发展,在治疗成人甲状旁腺癌引起的高钙血症方面显示出不错的疗效[24],基于此,可作为儿童甲状旁腺癌的姑息性治疗药物,也可考虑作为儿童复发性甲状旁腺癌的姑息性治疗药物(基于作者个人的经验)。此外,最近的一例成人病例报告显示,化疗药物替莫唑胺也可用作 O6 - 甲基鸟嘌呤 DNA 甲基转移酶(MGMT)启动子高度甲基化肿瘤的挽救性治疗。可以通过对其他肿瘤的治疗反应作为替莫唑胺治疗有效的预测因子[25]。因此,一旦其他治疗失败,甲状旁腺癌的分子表达谱可以指导我们找到可用的治疗靶点。

参考文献

[1] Wei CH, Harari A. Parathyroid Carcinoma: Update and Guidelines for Management. Curr Treat Options Oncol,2012,13(1):11 – 23.

[2] Fujimoto Y, Obara T, Ito Y, et al. Surgical Treatment of Ten Cases of Parathyroid Carcinoma: Importance of an Initial En Bloc Tumor Resection. World J Surg, 1984, 8(3):392 – 398.

[3] Levin KE, Galante M, Clark OH. Parathyroid Carcinoma Versus Parathyroid Adenoma in Patients with Profound Hypercalcemia. Surgery,1987,101(6):649 – 660.

[4] Belcher R, Metrailer AM, Bodenner DL, et al. Characterization of Hyperparathyroidism in Youth and Adolescents: A Literature Review. Int J Pediatr Orl,2013,77(3):318 – 322.

[5] Shane E. Clinical Review 122: Parathyroid Carcinoma. J Clin Endocrinol Metab,2001,86 (2):485 – 493.

[6] Schaapveld M, Jorna FH, Aben KKH, et al. Incidence and Prognosis of Parathyroid Gland Carcinoma: A Population-Based Study in the Netherlands Estimating the Preoperative Diagnosis. Am J Surg,2011,202(5):590 – 597.

[7] Davidson JT, Lam CG, McGee RB, et al. Parathyroid Cancer in the Pediatric Patient. J Pediatr Hematol Oncol,2016,38(1):32 – 37.

[8] Zivaljevic VR, Jovanovic MD, Djordjevic MS, et al. Case Report of Parathyroid Carcinoma in a Pediatric Patient. Int J Pediatr Otorhinolaryngol,2019,124:120 – 123.

[9] Caron P, Maiza JC, Renaud C, et al. High Third Generation/Second Generation PTH Ratio in a Patient with Parathyroid Carcinoma: Clinical Utility of Third Generation/Second Generation PTH Ratio in Patients with Primary Hyperparathyroidism. Clin Endocrinol (Oxf),2009,70(4):533 – 538.

[10] Cavalier E, Daly AF, Betea D, et al. The Ratio of Parathyroid Hormone as Measured by Third- And Second-Generation Assays as a Marker for Parathyroid Carcinoma. J Clin Endocrinol Metab,2010,95(8):3745 – 3749.

[11] Zafereo M, Yu J, Angelos P, et al. American Head and Neck Society Endocrine Surgery Section Update on Parathyroid Imaging for Surgical Candidates with Primary Hyperparathyroidism. Head Neck,2019,41(7):2398 – 2409.

[12] Takumi K, Fukukura Y, Hakamada H, et al. CT Features of Parathyroid Carcinomas: Comparison with Benign Parathyroid Lesions. Jpn J Radiol,2019,37(5):380 – 387.

[13] Zhang M, Sun L, Rui W, et al. Semi-Quantitative Analysis of ^{99m}Tc-Sestamibi Retention Level for Preoperative Differential Diagnosis of Parathyroid Carcinoma. Quant Imaging Med Surg,2019,9(8):1394 – 1401.

[14] Newey PJ, Bowl MR, Cranston T, et al. Cell Division Cycle Protein 73 Homolog (CDC73) Mutations in the Hyperparathyroidism-Jaw Tumor Syndrome (HPT-JT) and Parathyroid Tumors. Hum Mutat,2010,31(3):295 – 307.

[15] Koea JB, Shaw JHF. Parathyroid Cancer: Biology and Management. Surg Oncol,1999,8 (3):155 – 165.

[16] Asare EA, Silva-Figueroa A, Hess KR,et al. Risk of Distant Metastasis in Parathyroid

Carcinoma and its Effect on Survival: A Retrospective Review from a High-Volume Center. Ann Surg Oncol,2019,26(11):3593 – 3599.

[17] Schantz A, Castleman B. Parathyroid Carcinoma. A Study of 70 Cases. Cancer,1973,31(3): 600 – 605.

[18] Rodriguez C, Nadéri S, Hans C, et al. Parathyroid Carcinoma: A Difficult Histological Diagnosis. Eur Ann Otorhinolaryngol Head Neck Dis,2012,129(3):157 – 159.

[19] Juhlin CC, Höög A. Parafibromin as a Diagnostic Instrument for Parathyroid Carcinoma-Lone Ranger or Part of the Posse? Int J Endocrinol 2010,2010. https://doi. org/10. 1155/2010/324964

[20] Storvall S, Leijon H, Ryhänen E, et al. Somatostatin Receptor Expression in Parathyroid Neoplasms. Endocr Connect,2019,8(8):1213 – 1223.

[21] Asare EA, Perrier ND. ASO Author Reflections: Distant Metastatic Parathyroid Carcinoma-Has the "Train Left the Station?" Ann Surg Oncol,2019,26(11):3600 – 3601.

[22] Marcocci C, Chanson P, Shoback D, et al. Cinacalcet Reduces Serum Calcium Concentrations in Patients with Intractable Primary Hyperparathyroidism. J Clin Endocrinol Metab,2009,94(8):2766 – 2772.

[23] Szmuilowicz ED, Utiger RD. A Case of Parathyroid Carcinoma with Hypercalcemia Responsive to Cinacalcet therapy. Nat Clin Pract Endocrinol Metab,2006,2(5):291 – 296.

[24] Vellanki P, Lange K, Elaraj D, et al. Denosumab for Management of Parathyroid Carcinoma-Mediated Hypercalcemia. J Clin Endocrinol Metab,2014,99(2):387 – 390.

[25] Storvall S, Ryhänen E, Bensch FV, et al. Recurrent Metastasized Parathyroid Carcinoma-Long-Term Remission After Combined Treatments with Surgery, Radiotherapy, Cinacalcet, Zoledronic acid, and Temozolomide. JBMR Plus,2019,3(4):e10114.

第16章

儿童甲状旁腺手术

Rajshri M. Gartland，Jessica Fazendin，Herbert Chen

16.1　引　言

　　虽然甲状旁腺疾病在儿童中比较罕见，但及时的诊断和治疗对于儿童的良好发育非常重要。儿童甲状旁腺切除术的适应证很多，包括原发性甲状旁腺功能亢进症（如最常见的单发腺瘤）、多发性内分泌肿瘤相关的原发性甲状旁腺功能亢进症和新生儿重症原发性甲状旁腺功能亢进；钙磷乘积 >70、严重骨病、不可控的瘙痒、广泛的软组织钙化合并钙质沉着症和（或）钙化防御的继发性甲状旁腺功能亢进症；肾移植后的三发性甲状旁腺功能亢进症，同时合并严重的高钙血症（血清钙水平 >11.5mg/dL），持续性高钙血症（移植后持续 3 个月以上，血清钙水平 >10.2mg/dL），严重骨量减少，肾结石，PTH >400pg/mL，和（或）原发性甲状旁腺功能亢进症的症状。

术前检测潜在的家族性病因,主要是 MEN‐1,有助于制订手术计划和筛查其他肿瘤病变。根据患者的病史和术前影像学检查结果,手术选择包括小切口甲状旁腺切除术和双侧四腺体探查术。视频辅助和内镜下甲状旁腺切除技术尚未在儿童中得到广泛应用或研究。本章将阐述小切口甲状旁腺切除术和双侧甲状旁腺探查的技术要点,以及术后护理和预后。

16.2　手术方法

16.2.1　小切口甲状旁腺切除术

当原发性甲状旁腺功能亢进症患儿术前影像学仅定位到一个腺体异常时,可考虑行小切口甲状旁腺切除术(minimally invasive parathyroidectomy,MIP)。与双侧四腺体探查术不同,MIP 主要探查一侧。患者选择合适时,MIP 具有手术时间短、术后低钙血症风险低和对侧疤痕小的特点,后者有助于将来顺利实施对侧颈部手术。虽然与传统的双侧探查相比,成人原发性甲状旁腺功能亢进患者接受 MIP 的长期复发率略高,但是在术前明确定位病灶并接受 MIP 的儿童中还没有类似的情况报道。

患儿仰卧在手术台上,双臂包裹,颈部轻微过伸。大多数外科医生选择全身麻醉进行甲状旁腺手术,有些外科医生可能采用颈深丛神经阻滞下的局部麻醉和镇静。神经监测装置并非必要设备。在开始手术之前,抽取外周血样本,以获得切除前的甲状旁腺激素(PTH)的基线值,然后对颈部消毒并铺巾。

在环状软骨以下、胸骨上切迹以上的皮肤皱褶处正中或拟探查的一侧做一条长约 2 cm 的横切口。摆好患儿体位后,外科医生亲自做超声定位可能有助于确定切口位置。用电刀切开颈阔肌,确定带状肌并沿白线切开,暴露甲状腺。然后将带状肌向两侧牵离甲状腺腺体表面,在定位的甲状旁腺一侧将甲状腺腺叶向中间牵拉,显露甲状旁腺。增大的上位甲状旁腺通常位于甲状腺上半部的背侧表面、喉返神经的后外侧,而增大的下位甲状旁腺通常位于喉返神经的前面、甲状腺下半部附近的甲状腺下动脉的尾端。对腺体进行环绕解剖时应避免撕扯或破坏甲状旁腺,并在腺体切除前将腺体的静脉分支和动脉夹闭和切断。

切除甲状旁腺后,抽血检测切除后的 PTH 值。由于 PTH 的半衰期为 3~7min,5min、10min 和(或)15min 后 PTH 下降超过 50%,表明已经切除了足够数量的高功能组织。PTH 未能下降可能提示需要转为双侧探查。切除前 PTH 水平＜100pg/mL 或者因肾衰竭影响了 PTH 正常清除的患者,对术中 PTH 监测结果的解释可能更为困难。术中 PTH 监测已被证明是确定儿童患者是否治愈的有效方法,儿童患者 PTH 水平的下降比成人更加明显。最后依次对拢缝合带状肌、颈阔肌和皮肤,并用无菌敷料覆盖伤口。

16.2.2 双侧四腺体探查术

患儿取仰卧位,进行术前准备和铺手术巾,与小切口甲状旁腺切除术相似,术前抽血检测 PTH。在环状软骨下方、胸骨上切迹之上的皮肤自然皱褶处做一条横切口,长度通常不超过 4cm。确认带状肌位置,沿着白线切开,暴露甲状腺。然后将带状肌向两侧牵离甲状腺腺体表面,将一侧甲状腺腺叶向中间牵拉。随着甲状腺外侧和后表面的显露,甲状腺中静脉可能暴露,可将其结扎切断,以方便进一步解剖。当需要显露上位甲状旁腺时,可进一步将该侧甲状腺腺叶向内侧旋转,并辨识甲状腺上、下动脉分支进入甲状腺附近的脂肪组织。

术者必须紧贴甲状腺进行解剖,这有助于防止无意中损伤喉返神经;虽然喉返神经在甲状旁腺显露过程中不需要骨骼化,但了解其走行与甲状旁腺的关系可以保证解剖更安全和顺利地进行。异常或增大的腺体通常表现为上覆薄层组织的凸起结节,有一定的动度。只要辨识清楚 1 个腺体,其余的同侧甲状旁腺、对侧的其他腺体就可以依次显露出来。

当识别出所有甲状旁腺后就可以根据可疑的病变(单腺瘤、双腺瘤还是四腺体增生)决定甲状旁腺的切除范围。如果只有部分甲状旁腺是异常的,可以游离和切除异常的腺体,将剩余的正常腺体留在原位,并用夹子标记。四腺体增生通常采用甲状旁腺次全切术,切除所有腺体,但保留 1 个正常甲状旁腺大小的残余腺体,或采用甲状旁腺全切术和自体移植。如果条件允许,最好保留下位甲状旁腺,因为它们在二次手术时更容易被找到。也可以冷冻保存切除下来的甲状旁腺组织,但许多研究表明,这种方法的效果并不可靠。当切除 4 个腺体后 PTH 仍居高不下时,可能存在 1 个额外的甲状旁腺,通常位于胸腺内。如果追踪两侧胸腺都没有发现额外的甲状旁腺,那么在进一步手术探查前,理论上有必要进行选择性静脉取样,并做额外影像学检查。

当初步探查未能发现所有 4 个腺体时,可以进一步探查以下位置:食管后间隙、颈部胸腺、咽旁或气管旁间隙的深部或顶部以及颈动脉鞘。对甲状腺内的甲状旁腺可能需要剜除或行甲状腺腺叶切除。原发性甲状旁腺功能亢进症的成人患者,腺体异位比例达 6% ~ 16%,而儿童患者的比例高达 25%。因此,应系统化寻找异位腺体,这一点非常重要! 在探查和切除完成后,术中检测 PTH 水平,如果 PTH 值显示已经切除了足够数量的高功能组织,则可以缝合伤口,缝合过程同"小切口甲状旁腺切除术"。

16.2.3 术中核素引导儿童甲状旁腺切除术

术中核素引导甲状旁腺切除术是术前 1 ~ 2h 对患者静脉注射^{99m}Tc-MIBI,然后术中使用伽马探针帮助定位高功能甲状旁腺的手术方式(见彩图 16 – 1)。用仪器检测已切除的腺体,如果放射性活性超过背景组织活性的 20%,表明已充分切除高功能甲状旁腺组织。在儿童患者中,这项技术已被证明可成功用于识别高功能甲状旁腺组织。虽然儿童患者的腺体很小,但是这项技术对儿童和成人的治愈率相同。核素引导技术对帮助判断异位腺体位置十分有用。

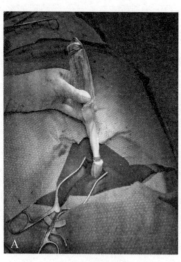
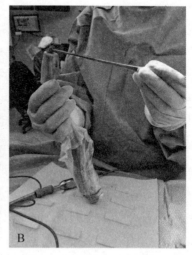

图 16 – 1　使用核素引导确认异常甲状旁腺的位置。A. 在甲状腺上放置伽马探针,以获得放射活性的背景值。B. 识别和切除异常的腺体,然后用探针检测,获得放射活性的体外值。如果体外值≥背景值的 20%,则确认切除组织为异常甲状旁腺

16.3　术后护理

术后对患者进行血肿、声音变化和低钙血症的监测。如果手术顺利，且术后并发症极轻，儿童患者通常可以与成人一样当日出院。幼儿因为不能明确诉说自己的症状，可以留夜观察。一般不需要限制饮食或活动，出院时给患者开具钙剂，以备不时之需。接受甲状旁腺全切除术并自体移植的患者需要在出院时携带钙和骨化三醇进行替代治疗，因为，移植的甲状旁腺组织至少需要2周才能发挥作用。因甲状旁腺功能亢进接受甲状旁腺切除术治疗的儿童需要终生监测血清钙水平。

16.4　预　后

甲状旁腺切除术后，如果患儿能够长期维持正常的血清钙水平，则认为已被"治愈"。与成人相似，接受甲状旁腺切除术的甲状旁腺功能亢进患儿经验性的治愈率为96%~100%。在慢性肾脏疾病儿童中，甲状旁腺全切除并自体移植治疗可以极好地长期控制甲状旁腺功能亢进和钙磷代谢，可能因此减轻心血管相关疾病和尿毒症性骨病。

对于甲状旁腺切除术后一开始血清钙水平正常，但6个月后血清钙水平再次升高的情况，被诊断为复发性甲状旁腺功能亢进症。虽然这种情况比较罕见，但是复发性甲状旁腺功能亢进症多见于家族性疾病，并且病变腺体异位的可能性更大。在这种情况下，再次手术会增加并发症的风险，应考虑术前评估声带功能和术中使用辅助设备，如术中PTH监测、核素引导和（或）术中神经监测。

甲状旁腺切除术后的主要并发症包括出血、感染、单侧/双侧喉返神经损伤、甲状旁腺功能减退及低钙血症。多项研究表明，与成人相比，儿童在甲状旁腺切除术后发生一般性和内分泌特异性并发症的风险更高。这种风险与既往肾脏病史和年龄有关，而且年龄越小，并发症越多。鉴于儿童患者术后并发症的风险高，以及儿童异位甲状旁腺腺瘤的发生率高，因此需要组织经验丰富的包括内分泌外科医生的多学科医疗护理团队，以使甲状旁腺切除术后的儿童获益。

参考文献

［1］Burke JF, Chen H, Gosain A. Parathyroid Surgery in Children. Semin Pediatr Surg, 2014,23(2):66 – 70.

［2］Burke JF, Jacobson K, Gosain A, et al. Radioguided Parathyroidectomy Effective in Pediatric Patients. J Surg Res,2013,184(1):312 – 317.

［3］Dream S, Wang R, Lovell K, et al. Outpatient thyroidectomy in the pediatric population. Am J Surg,2020, 219(6): 890 – 893.

［4］Durkin ET, Nichol PF, Lund DP, et al. What is the Optimal Treatment for Children with Primary Hyperparathyroidism? J Pediatr Surg,2010,45(6):1142 – 1146.

［5］Kollars J, Zarroug AE, van Heerden J, et al. Primary Hyperparathyroidism in Pediatric Patients. Pediatrics,2005,115(4):974 – 980.

［6］Mancilla EE, Levine MA, Adzick NS. Outcomes of Minimally Invasive Parathyroidectomy in Pediatric Patients with Primary Hyperparathyroidism Due to Parathyroid Adenoma: A Single Institution Experience. J Pediatr Surg,2017,52(1):188 – 191.

［7］Pitt SC, Sippel RS, Chen H. Secondary and Tertiary Hyperparathyroidism, State of the Art Surgical Management. Surg Clin North Am,2009,89(5):1227 – 1239.

［8］Rampp RD, Mancilla EE, Adzick NS, et al. Single Gland, Ectopic Location: Adenomas are Common Causes of Primary Hyperparathyroidism in Children and Adolescents. World J Surg, 2020,44(5):1518 – 1525.

［9］Romero Arenas MA, Morris LF, Rich TA, et al. Preoperative Multiple Endocrine Neoplasia Type 1 Diagnosis Improves the Surgical Outcomes of Pediatric Patients with Primary Hyperparathyroidism. J Pediatr Surg,2014,49(4):546 – 550.

［10］Schaefer B, Schlosser K, Wuhl E, et al. Long-Term Control of Parathyroid Hormone and Calcium-Phosphate Metabolism After Parathyroidectomy in Children with Chronic Kidney Disease. Nephrol Dial Transplant,2010,25(8):2590 – 2595.

［11］Schlosser K, Schmitt CP, Bartholomaeus JE, et al. Parathyroidectomy for Renal Hyperparathyroidism in Children and Adolescents. World J Surg ,2008,32(5):801 – 806.

［12］Sosa JA, Tuggle CT, Wang TS, et al. Clinical and Economic Outcomes of Thyroid and Parathyroid Surgery in Children. J Clin Endocrinol Metab ,2008,93(8):3058 – 3065.

［13］Tuggle CT, Roman SA, Wang TS, et al. Pediatric Endocrine Surgery: Who is Operating on our Children. Surgery,2008,144(6):869 – 877.

彩　插

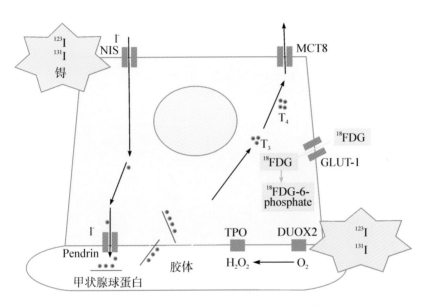

彩图 2-1　甲状腺细胞生理学和放射性示踪剂生物学活性的示意图

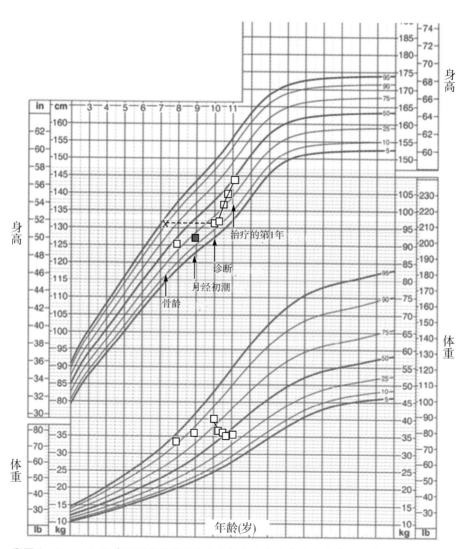

彩图 4 - 1　一名 10 岁的既往健康的女童在例行儿童健康检查中表现为身材矮小。骨龄
(X)延迟 3.5 年,但孩子 9 岁初潮,乳房评估为 Tanner 4 期,无阴毛,检测提示促甲状腺激
素(TSH)显著升高。随着左甲状腺素的应用,患儿线性生长加快,体重符合比例,在治疗
的第 1 年,由于没有月经,乳房组织出现退化。这是一个罕见的 Wyk-Grumbach 综合征案
例

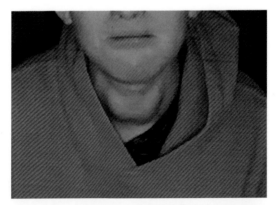

彩图 4-2 一名 10 岁的患有自身免疫性甲状腺
疾病的儿童,生化指标正常,伴有中度甲状腺肿大

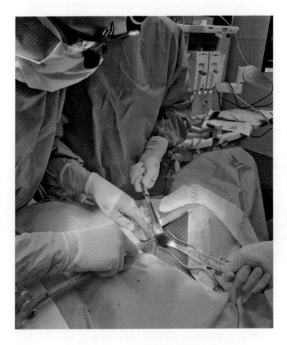

彩图 8-1 术中显露的甲状腺

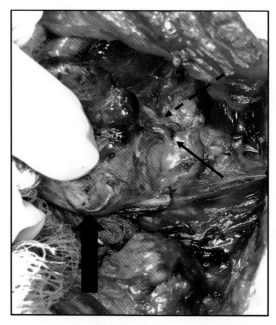

彩图8-2 甲状腺术中解剖图:粗箭头指向术野中甲状腺被从气管表面翻折的位置;实箭头指向完整保存的甲状旁腺;虚箭头指向从甲状腺表面小心游离下来的喉返神经

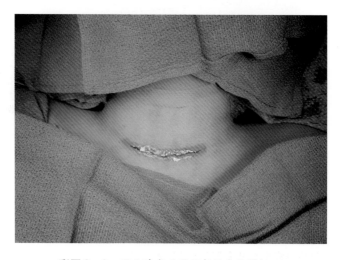

彩图8-3 甲状腺术后的颈部沿皮纹横切口

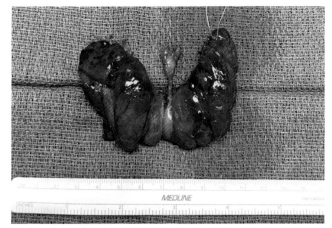

彩图 8-4　甲状腺全切术后标本,包含甲状腺双侧叶、峡部和中间的锥状叶,挂线部位为左叶上极

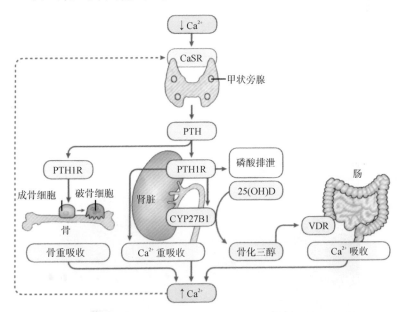

彩图 9-1　钙平衡的调节。甲状旁腺激素(PTH)和骨化三醇[1,25-(OH)$_2$D$_3$]可促进小肠、肾小管和骨的钙吸收。钙敏感受体(CaSR)通过调节甲状旁腺和肾小管活性调节 Ca^{2+} 水平。低钙或低磷都可以刺激肾小管分泌骨化三醇,骨化三醇可增加小肠对钙磷的吸收。PTH 可促进肾小管重吸收钙,抑制磷的重吸收。血清钙水平升高时会抑制PTH 分泌[成纤维细胞生长因子 23(FGF23)是一种成骨细胞和骨细胞分泌的调磷因子,可抑制肾小管重吸收磷和骨化三醇的合成。甲状腺 C 细胞分泌的降钙素可抑制骨钙吸收](经允许引自参考文献9)

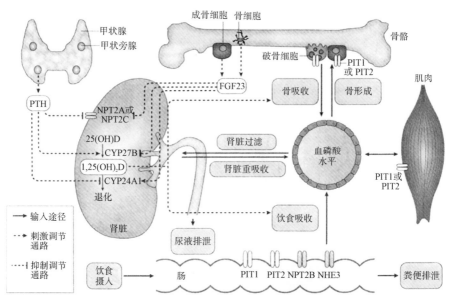

彩图 9-2　磷平衡的调节。人体摄入磷后,在胃肠道中通过细胞旁机制被动吸收,也通过磷酸盐共转体(NP2B、NHE3、PIT1 和 PIT2)进行主动吸收。甲状旁腺激素(PTH)和成纤维细胞生长因子-23(FGF23)通过减少肾小管磷酸盐共转体蛋白(NPT2A、NPT2C)的表达提高肾脏分泌磷酸盐,最终降低血清磷酸盐的水平。成骨细胞和骨细胞可以合成FGF23;血清低磷水平、PHEX(磷酸盐调节基因,与 X 染色体上的内肽酶同源)和牙本质基质蛋白 1(DMP1),以及外核苷酸焦磷酸盐/磷酸二酯酶 1(ENPP1)都可以降低 FGF23 的合成,骨细胞也可以合成后三者。PTH 可提高骨化三醇的合成,而 FGF23 抑制其合成(经允许引自参考文献 10)

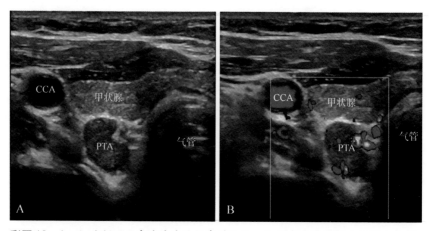

彩图 10-1　A.右侧甲状旁腺腺瘤的超声横断面。B.彩色血流图显示了供血血量。CCA:颈总动脉;PTA:甲状旁腺腺瘤

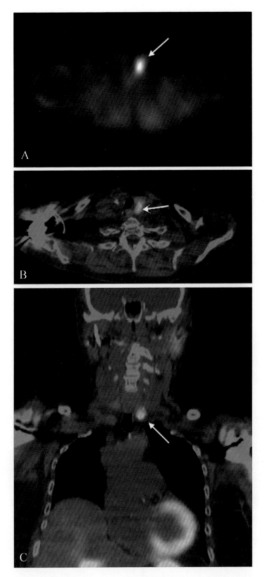

彩图 10-3　A.轴位 SPECT 图像。B.轴位 SPECT/CT 显像。C.冠状位 SPECT/
CT 图像,甲状腺左叶下极的示踪剂浓集区符合左侧甲状旁腺腺瘤的诊断

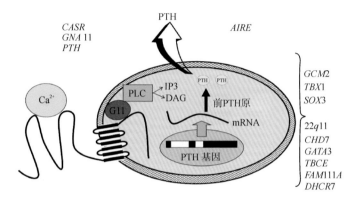

彩图 11-1　甲状旁腺功能减退症的基因基础。PTH:甲状旁腺激素

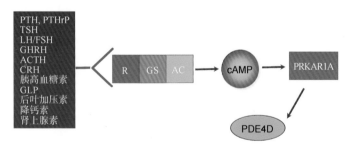

彩图 12-1　激活的 Gsα 与腺苷酰基环化酶相互作用,促进 cAMP 的产生,cAMP 与调控亚基相互作用,激活下游信号通路,即 PRKAR1A 和 PDE4D。R:受体;GS:G 蛋白刺激单位;AC:腺苷环化酶;cAMP:环磷酸腺苷;PRKAR1A:蛋白激酶 1α 调节亚单位;PDE4D:磷酸二酯酶;PTH:甲状旁腺激素;PTHrP:甲状旁腺激素相关肽;TSH 促甲状腺激素;LH:促黄体生成素;FSH:卵泡刺激素;GHRH:生长激素释放激素;ACTH:促肾上腺皮质激素;CRH:促皮质素释放激素;GLP:胰高血糖素样肽

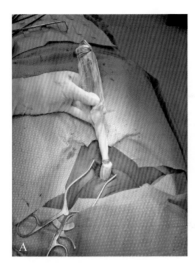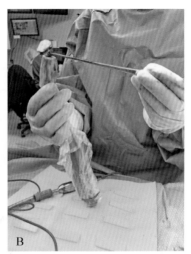

彩图 16－1　使用核素引导确认异常甲状旁腺的位置。A. 在甲状腺上放置伽马探针,以获得放射活性的背景值。B. 识别和切除异常的腺体,然后用探针检测,获得放射活性的体外值。如果体外值≥背景值的 20% ,则确认切除组织为异常甲状旁腺